高等医药院校系列教材

生理学与病理生理学实验指导

主　编　蒋　萍　王红梅　沈岳良
副主编　王　鹿　李俊红　张建龙
编　者　(按姓氏笔画排序)
　　　　马　琪　王红梅　王丽凤　王俊芳　王　鹿
　　　　艾努尔·加里里　冉新建　刘　漪　吕萍萍
　　　　买买提祖农·买苏尔　孙　湛　李士勇　李俊红
　　　　玛依努尔·伊明艾山　甫拉提·吐尔逊　沈岳良
　　　　吴桂霞　张书罗　张建龙　张顺杰　陈　楠
　　　　范　莹　金毅斌　姚巧玲　聂永梅　雪合热提·伊纳也提
　　　　蒋　萍　魏媛媛

科　学　出　版　社
北　京

内 容 简 介

全书共分四章。第一章系统介绍实验的目的和要求、实验方法、实验结果处理分析、实验报告的书写;第二章介绍了常用实验仪器、常用实验器械、常用实验溶液、常用麻醉药品、常用动物、药物剂量的确定、实验基本操作技术和实验设计等;第三章介绍了生理学实验;第四章为病理生理学实验选编。本书特点:详细介绍了BL-420生物信号采集处理系统的功能以及生理学和病理生理学实验的操作方法;将两个学科实验合并为一本书共同出版,利于学生了解机体从正常到异常的功能代谢变化,将所学知识融会贯通,加强对医学知识的理解和掌握。

本书图文并茂,可供高等医药院校学生使用,也可供农业院校、体育院校、师范院校及相关人员参考使用。

图书在版编目(CIP)数据

生理学与病理生理学实验指导/蒋萍,王红梅,沈岳良主编. —北京:科学出版社,2006

ISBN 978-7-03-017917-3

Ⅰ.生… Ⅱ.①蒋…②王…③沈… Ⅲ.人体生理学-实验-医学院校-教学参考资料②病理生理学-实验-医学院校-教学参考资料 Ⅳ.R33-33②R363-33

中国版本图书馆 CIP 数据核字(2006)第 100878 号

责任编辑:李 婷 李国红 / 责任校对:邹慧卿
责任印制:赵 博 / 封面设计:黄 超

科学出版社 出版
北京东黄城根北街 16 号
邮政编码:100717
http://www.sciencep.com
三河市骏杰印刷有限公司印刷
科学出版社发行 各地新华书店经销

*

2006 年 8 月第 一 版 开本:B5 (720×1000)
2025 年 1 月第六次印刷 印张:9 1/4
字数:179 000

定价:35.00 元

(如有印装质量问题,我社负责调换)

前　　言

生理学与病理生理学都是实验性学科,其知识主要是通过实验获得的。通过对实验课程的学习,可以加强学生对生理学与病理生理学理论知识的理解和掌握,也可以初步训练学生的科研思维,为以后开展科学研究打下基础。在科学技术飞速发展的今天,先进实验设备的引入为生理学与病理生理学的研究开辟了许多新方法(如膜片钳技术、视频图像跟踪技术),也开辟了新的研究领域,对普通、经典的生理学与病理生理学实验产生了深远影响。目前计算机生物信号采集和处理系统已广泛应用于高校实验室,为生理学与病理生理学实验提供了更先进、方便的采集处理方法。

随着实验改革的深入,生理学与病理生理学实验教学已从过去的理论验证转变为能力的培养,实验也从定性转变为定量,正是为了适应这些新变化和计算机知识的普及,决定出版《生理学与病理生理学实验指导》。

本书主要内容包括:介绍动物实验的基本操作技术,介绍生理学与病理生理学实验教学的常用仪器,主要是 BL-420 生物信号采集系统的使用,重点介绍生理学与病理生理学实验的实验方法。由于生理学与病理生理学实验所使用仪器、实验动物及操作技术等方面有相同之处,故将两门课程的实验指导合并为一本书共同出版。

本书的编写得到学校、基础医学院、教学科研服务中心领导的大力支持,学校专家的批评指正,更是教研室各位教师的辛勤工作成果,在此一并表示衷心感谢。由于编者水平有限,错误之处在所难免,恳切希望读者对本书提出宝贵意见。

编　者

2006 年 5 月于新疆医科大学

目　　录

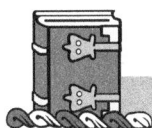

第一章 概 论

生理学是一门实验性的科学。17世纪的英国著名医生威廉·哈维(Willian Harvey)采用活体解剖法和动物实验法在多种动物体上进行研究,并在人体上进行观察,才得出血液循环的正确结论,并于1628年出版了《心血运动论》,开创了近代生理学。其他生理学家的研究,如德国的缪勒和黑尔姆霍兹关于感官的研究,杜波依雷蒙关于神经肌肉的研究,路德维希关于循环、排泄的研究,法国的伯尔纳关于糖代谢和机体"内环境"的研究,俄国的谢切诺夫关于脑反射的研究,巴甫洛夫关于循环、消化以及高级神经活动的研究,英国的谢灵顿关于神经系统的研究,我国生理学家林可胜关于胃肠激素的研究,以及当代众多生理学家们的卓著贡献都无不建立在实验和观察分析的基础上,充分说明了生理学实验对生理学创立和发展的重要作用。因此国内外生理学家无不重视生理学实验,因为一个只能记忆生理学概念而不会动手的人,是不可能对实验性学科做出贡献的。生理学实验研究绝大部分是在实验动物身上进行,运用各种基本技术,重点观察与测定机体的功能和代谢变化,并通过分析综合,探讨变化发生的机制及规律,为临床的预防和治疗实践提供实验依据。

病理生理学是一门研究疾病发生、发展和转归的医学基础理论学科,它不仅是一门理论性较强的学科,也是一门实践性较强的学科。

病理生理学的研究方法有两种,即临床研究与实验研究。为了探索疾病发生的原因和条件,病理生理学工作者需要做一定的流行病学调查;为了研究疾病时机能代谢的动态变化及其发生机制,除了必须做周密的临床观察之外,还应当在不损害病人健康不耽误病情不增加病人痛苦的情况下进行一些必要的临床实验研究,因此,受许多条件的限制。为了深入揭示病症发生发展的机制,必须人为地控制实验条件,在动物身上复制各种疾病和病理过程,作为人类相应疾病的模型,以便从各个方面对机体的功能代谢变化进行严密的动态观察和测定,探讨其发生机制。将动物实验研究获得的资料与人类疾病表现进行比较分析,从中发现病症发生发展的规律。而且可以通过实验性治疗和预防,为临床防治工作提供线索。因此病理生理学的大量研究成果主要来自实验研究,特别是动物实验研究。

生理学与病理生理学的研究方法及使用仪器有相通之处,本书将两门学科的实验集中阐述,利于学生了解机体从正常到异常的功能代谢变化,将所学知识融会贯通,加强对医学知识的理解和掌握。

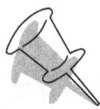

第一节　实验课的目的与要求

一、实验课的目的

1. 通过实验使学生逐步掌握生理学实验的基本操作技术,了解生理学及病理生理学实验设计的基本原则,进一步了解获得生理学知识的基本研究方法,验证和巩固生理学及病理生理学的某些基本理论。

2. 通过实验使学生逐步提高对实验中各种生理现象的观察能力、分析能力、独立思考和独立解决问题、理论联系实际的能力,提高学习生理学及病理生理学的兴趣与自觉性。

3. 在实验过程中,逐步培养学生在科学工作中的严肃的态度、严格的要求、严格的方法和严谨的作风,培养学生的团结协作精神。

4. 通过实验课使学生能正确使用仪器,初步掌握常用仪器的操作方法,为学习后继课程和未来的工作打下良好基础。

二、实验课的要求

1. 实验前

(1) 仔细阅读实验指导,了解实验的目的、原理、操作步骤、注意事项。

(2) 结合本次实验内容,复习相关理论知识。事先充分理解,并应用已知的理论知识对实验各个步骤可能出现的结果做出预测。

(3) 查阅有关文献和书籍,预测该实验各个步骤应得的结果,并应用已知的理论知识解释。

2. 实验中

(1) 认真听取实验指导教师的讲解,特别注意指导教师对实验步骤的示教操作以及注意事项的讲解。

(2) 严格按照实验步骤进行操作,不得随意更动,不得擅自进行与实验内容无关的活动。要注意保护实验动物和标本,节省器材和药品。在以人作为对象的实验项目,要恪守注意事项,注意人身安全。

(3) 实验器材要安放整齐,布局合理,便于操作。要保持清洁卫生,随时清除污物。实验桌上不得放置与实验无关的物品。公用物品在使用完毕后应放回原处,以免影响别人使用。

（4）要以严谨、实事求是的科学态度，仔细、耐心地观察实验过程中出现的现象，要随时记录出现反应的时间、反应的表现以及最后的转归，联系课堂讲授的内容进行思考。

（5）实验操作中遇到疑难时，应自行设法解决，对解决不了的问题，请求指导教师协助。正确使用仪器，若仪器出现故障，应立即向指导教师报告。

（6）实验小组成员在不同实验项目中，应轮流进行各项实验操作，力求每人的学习机会均等。在做哺乳类动物大实验时，组内成员要明确分工、相互配合、各尽其职，并服从统一指挥。

3. 实验后

（1）学生应将实验用具整理就绪，所用手术器械必须擦洗干净，清点数目，如数归还。实验用具如有损坏或缺少，应即报告指导教师。

（2）将实验用具整理就绪，清点并擦洗所有器械，请指导教师验收。如有损坏或缺少应进行登记或按规定赔偿。

（3）值日生应做好实验室的清洁卫生工作，将存活动物和动物尸体放到指定的处所。离室前应关好水、电、门、窗。

（4）整理实验记录，认真撰写实验报告，按时上交，由指导教师批阅。

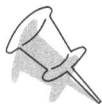

第二节 实验设计

一、实验设计的基本程序

实验研究的基本程序包括立题、设计、预实验、正式实验、实验资料的收集、实验结论的处理分析、总结和完成论文。

立题即选题，选题是实验设计的首要问题，一个好的选题应该具有目的性、科学性、创新性、可行性和实用性。目的性是指选题应明确，具体提出需要解决的问题，它必须具有明确的理论或实践意义；科学性是指选题应有充分的科学依据；创新性是指选题应具有自己的独到之处，尽可能不要重复别人的工作，或有新见解、新技术、新方法，或对旧技术、方法的修改、补充；可行性是指选题应切合研究者学术水平、技术水平和实验条件，使实验顺利实施；实用性是指选题具有明确的目的和意义。

选题的过程是一个创造性思维的过程，它需要查阅大量的文献资料及实践资料，了解本课题近年来已取得的成果和存在的问题，找出要探索的课题关键所在，提出新的构思和假说，从而确定研究的课题。

实验设计是根据立题而提出的实验方法和实验步骤，它是完成课题的实施方案。它包括实验材料和对象、实验的例数和分组、技术路线和观察指标、数据的收集和处理方法等。

实验设计的任务是有效地控制干扰因素,保证实验数据的可靠性和精确性,节省人力、物力、财力和时间,尽量安排多因素、多剂量、多指标的实验,提高实验效率。

实验设计包括三大基本要素和三大基本原则。

二、实验设计的三大基本要素

1. 处理因素的确定　处理因素是指对实验对象人为施加的外部干预。有化学的因素,如药物、毒物、营养物、缺氧等;有物理的因素,如创伤、烧伤、手术、电刺激、温度等;有生物的因素,如病毒、细菌、真菌等因素给实验动物进行处理。可以是单因素(一种处理因素),也可以是多因素(几种处理因素)。无论是设计何种处理因素,都应注意以下几个方面:

(1) 确定实验中的主要因素:实验研究是否能顺利进行,确定几个主要的、关键性的因素是很重要的。一次实验涉及的因素不宜过多或过少。设计的处理因素过多会使分组过多,受试对象例数增多,实验时难以控制;而处理因素过少又难以提高实验的广度、深度和效率。

(2) 处理因素的标准化:在整个实验过程中,处理因素应做到标准化。如电刺激的强度、持续时间、频率等,药物的质量、来源、成分、厂家、批号等都应始终保持一致,否则就会影响实验结果的评定。

(3) 非处理因素的控制:亦可称干扰因素,可干扰实验效应,影响实验结果。如受试动物的种属、体重、性别、年龄,实验室的温度、湿度,实验的季节、时间等均属非处理因素,必须加以控制,以保证实验效应的精确性和实验结果的准确性。

2. 受试对象的选择　受试对象包括人和动物。以人体作为受试对象的实验主要是一些非创伤性的脉搏、血压、呼吸、尿生化等检测,也包括运动生理方面的实验性训练、运动现场测定等实验。生理学的实验主要选择以动物为受试对象,包括正常动物、麻醉动物和病理模型等整体动物,以及离体的器官、组织、细胞等。选择何种受试对象,应考虑实验的目的、方法和指标,以及各种动物和标本的特点。在选择动物为受试对象时应注意:

(1) 选择生物学特征既接近于人类又经济易得的动物,例如家兔、大白鼠、小白鼠等。

(2) 选择健康、营养状况良好的动物。一般地说,健康的动物表现为行动活泼、反应灵敏、毛色光泽、两眼明亮、食欲良好等,这样能获得理想的实验结果。

(3) 选择品种和纯度符合实验要求的动物,一般以纯种动物(近交系动物)为佳。

（4）选择年龄、体重、性别较为一致的动物，以减少动物个体差异。

3. 效应指标的选定　实验效应如何，是要通过实验指标来反映的，它包括计数指标（定性指标）和计量指标（定量指标）、主观指标和客观指标等。正确选定效应指标需符合以下原则：

（1）特异性：指标应能反映某一特定的现象而不至于与其他现象相混淆，如研究高血压病应用血压（尤其是舒张压）作为特异指标，血气分析中的血氧分压和二氧化碳分压可作为呼吸衰竭的特异指标等。

（2）客观性：主观指标易受主观因素干扰，其客观性、准确性较差，而造成较大误差。因此，应尽可能选用各种仪器测量和检验获得的客观指标，如心电图、脑电图、生化检测等。

（3）重现性：在相同条件下，指标可以重复出现。重复性高的指标一般能较真实地反映实际情况。为提高重现性，需注意仪器的稳定性，减少操作误差，控制动物的机能状态和实验环境条件。在注意到上述条件情况下，重现性仍然很小，说明这个指标不稳定，不宜采用。

（4）灵敏性：它是由实验方法和仪器的灵敏度共同决定的。灵敏性高的指标能使处理因素引起的微小效应也能显示出来；灵敏性低的指标，对已经发生的变化不能及时检测出来，或往往得到假阴性结果，这种指标应该放弃。

（5）精确性：包括精密度和准确度，实验效应指标要求既精密又准确。精密度指重复观察时，观察值与其均值的接近程度，其差值属随机误差。准确度是指观察值与其均值的接近程度，主要受系统误差的影响。

（6）可行性：指标测定方法要有文献依据，同时要具备完成本实验指标的实验室设备和足够的技术水平，使实验能够顺利得以实施。

三、实验设计的三大基本原则

要实现实验设计的科学性，避免和减少实验误差，取得实验的正确结论，除了对受试对象、处理因素、效应指标做出合理安排以外，还必须遵循实验设计的三大原则。

1. 对照原则　在非处理因素保持相同的情况下，各组之间进行比较才能鉴别优劣。要比较就要有对照。设置对照是为了使效应指标通过对比发现其特异变化，减少偏性和误差，排除干扰，突出主要矛盾，增加可靠性，提高科学性。

对照有多种形式，可根据实验目的和内容加以选择。

（1）空白对照：亦称正常对照，是指对受试对象不做任何处理或给予安慰剂进行观察对照。如观察某降压药的作用时，处理组动物服用降压药，对照组不服用药物或服用安慰剂，即一种形状、颜色、气味均与药物相同，但不含有生物活性的对照品。

（2）标准对照：指不设立对照组，实验结果与标准值或正常值进行对照。如药物疗效观察，观察典型药物与现用的药物所具有的疗效有何差异。

（3）自身对照：指对照与处理均在同一受试对象中进行。例如用药前、后的对照，或先用 A 药再用 B 药的对照。

（4）实验对照：亦称假处理对照。指对照组不施加处理因素，但施加某种与处理因素有关的实验因素进行对照。例如研究切断迷走神经对胃酸分泌的影响，除设空白对照外，还需要设假手术组（经过同样麻醉、切开、分离，但不用药或不进行关键处理）作为手术对照，以排除手术本身的影响，假手术组就是实验对照。

（5）相互对照：亦称组间对照。指不专门设立对照组，而是几个实验组、几种处理方法之间互为对照。例如用几种药同时治疗同一疾病，对照这几种药的效果，各给药组间互为对照。

2. 随机原则　随机是指对实验对象的实验顺序和分组进行随机处理，使每个实验对象在接受分组处理时具有均等的机会，因此遵循随机原则是提高组间均衡性的一个重要手段。通过随机化处理，一是可使抽取的样本能够代表总体，减少抽样误差；二是使各组样本的条件尽量一致，消除或减少组间人为的误差，从而使处理因素产生的效应更加客观，便于得出正确的实验结果。例如进行一个药物疗效的实验，观察某种新的抗高血压药物对高血压的治疗效果，实验组和对照组使用同一程度的高血压模型，然后实验组给予抗高血压新药，对照组给予等量生理盐水。如果动物的分配不是随机进行，把营养状态好和体格健壮的动物均放在实验组，把营养状态和体格不好的动物放在生理盐水对照组，最后得到的阳性实验结果并不能真正反映药物的疗效，很可能是动物体格差异所致。

随机化的方法很多，如抽签法、随机排列表、随机数字表等。

3. 重复原则　重复是指可靠的实验应在相同条件下重现出来，要求各处理组和各对照组的例数要有一定的数量。若样本量过少，所得的结果不够稳定，结论可靠性也差；样本过多也没必要，不仅增加工作难度，造成不必要人、财、物的浪费，而且样本多才有显著意义的实验反而比样本少就能有显著意义的实验重复性差。因此，重复是保证科研结果稳定、结论可靠的重要措施。进行重复实验的原因是由于实验动物个体差异等因素，一次实验结果往往不够确实可靠，需要多次重复实验才能获得可靠的结果。

四、实验设计的基本方法

实验设计的基本方法有完全随机设计、配对设计、配伍设计、正交设计、拉丁方设计和析因实验设计。当处理因素只有 1 个时，可用完全随机设计；当受试对象能够按一定条件配对或配伍时，可用配对设计和配伍设计，这样可提高各组间的均衡性,使统计的敏感性提高;当实验因素超过1个,且因素间存在交互作用时,可用析因实验设计;当实验因素为3个,各因素间无相互作用且水平相等时,可用拉丁方设计;当实验因素较多时(超过3个),且因素之间存在交互作用时,可用正交设计,它可以用较少的处理组合数研究较多的实验因素,因而可以节约实验资源。

五、实验设计的实施

1. 立题 根据学生所学知识自由选题,选题时注意科学性、创新性、可行性、实用性。

2. 选择实验对象 实验的主要对象包括正常动物、麻醉动物和病理模型等整体动物,以及离体器官、组织、细胞等。选择何种对象应考虑实验的目的、方法和指标,以及各种动物或标本的特点。

3. 确定样本例数 一般情况下,动物实验每组所需的样本数见表1-2-1,也可根据以往资料估算实验例数。

表 1-2-1 动物实验每组所需样本数

动物	计量资料	计数资料
小(小鼠、大鼠、蛙)	≥10	≥30
中(兔、豚鼠)	≥6	≥20
大(犬、猫)	≥5	≥10

4. 随机抽样分组 方法有下列几种:

(1) 简化分层随机法:常用于单因素小样本的一般实验。即将同一性别的动物按体重大小顺序排列,分组时由体重小的到大的按次序随机分到各组。在一个实验中体重不宜相差过大。一种性别的动物分配完后,再分配另一性别的动物。各组雌雄性别数目应一致。

(2) 完全随机法:主要用于单因素大样本的实验。先将样本编号后,按统计专著所附的随机数字表,任取一段数字,依次排配各样本。然后按这些新号码的奇偶(分两组时)或除以组数后的余数(分两组以上时)作为分配归入的组次。最后仍同前再随机调整,以使各样本数达到均衡。

(3) 均衡随机法:对重要因素进行均衡,使各组基本一致;对次要因素则按随机处理。例如,对小鼠的体重及性别均衡,先按雌雄分层放置2笼,再按体重分成"雌重、雌轻、雄重、雄轻"4层,每层小鼠再按随机法分A、B、C三组,此时各组中的雌雄轻重均基本一致,而其他因素亦得到随机处理。

另外,还要考虑实验设计的三大基本原则。

5. 确定观察指标 观察指标首先要能反映被研究问题的本质,具有专一性。

其次是指标必须可用客观的方法取得准确数据,如血压、血糖、体重等;而麻木、头晕、头痛等则属主观感觉,既难定性,更不宜定量。

另外,还需明确指标测定的具体步骤,包括标本采集(时间、样本量)、样本处理、测定方法和使用仪器等。

6. 进行预实验 初试实验,也称预实验,是在实验准备完成以后对实验的一次"预演"。其目的在于检查各项准备工作是否完美,实验方法和步骤是否切实可行,测试指标是否稳定可靠,而且初步了解实验结果与预期结果的距离,从而为正式实验提供补充、修正的意见和经验,是实验必不可少的重要环节。

7. 实验结果的观察和记录 观察是对客观事物或现象有意识地、仔细地知觉。观察不仅通过人的感官,而且广泛借助仪器设备去进行。观察时应注意系统性、客观性和精确性。观察的结果也应注意做好系统的、客观的和准确的记录。记录可通过文字、数字、表格、图像、照片、录音、录像、影片等方式进行。在进行实验设计时,实验记录的格式也同时要设计好,以便保证实验有条不紊地进行,不至遗漏重要的观察项目,同时便于整理统计分析结果。实验记录一般应包括:

(1) 实验样本的条件,如动物的种类、标记、编号、体重、性别等。
(2) 实验药物的条件,如药物的出处、批号、剂型、浓度、剂量、给药途径等。
(3) 实验环境的条件,如时间、温度等。
(4) 实验日程、步骤及方法。
(5) 观察指标变化的数据或原始描记图等。

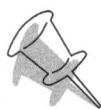

第三节 实验结果的整理与实验报告的撰写

一、实验结果的整理

整理实验结果就是将实验过程中所观察到的现象和所获得的数据进行系统化、条理化的整理、归类、分析和统计学处理并找出规律的过程。

在所得实验结果中,凡属可以定量检测的资料,如高低、长短、快慢、多少等均应以规定的单位和客观的数值予以表达,必要时可进行统计学处理,以保证结论的可靠性。凡有曲线记录的实验结果,为了便于比较和分析,可用表格或绘图形式表示。制作表格时,一般将观察项目列在表内左侧,由上而下逐项填写;将实验中出现的变化或结果,按照时间顺序由左至右逐一填写。绘图可以采用坐标图或直方图。绘制坐标图时,应在纵坐标和横坐标上列出数字,标明单位,一般以纵坐标表示所发生的各种反应,横坐标表示时间或各种刺激条件,并在图的下方注明实验条件。

二、实验报告的撰写

1. 示教实验或自己做的实验均要每人写出实验报告。

2. 实验报告必须按时完成。

3. 按照实验的具体要求,认真写出实验报告。具体项目如下:

(1) 实验题目:即每次的实验名称。

(2) 一般情况:包括实验人员的姓名、年级、专业、班次、组别、实验日期。

(3) 实验目的:要求尽可能简洁、明了。

(4) 实验对象。

(5) 实验方法和步骤:如实验指导有详细介绍,只需简明、扼要、清晰、条框式写明主要实验方法、实验技术和实验技术路线。

(6) 实验结果:根据实验目的和观察过程,将原始记录系统化、条理化。其表达方式一般有三种方式:

1) 叙述式:用文字将观察到的与实验目的有关的现象客观地加以描述。描述时应有时间概念和顺序。

2) 表格式:最常用,能较为简明地反映观察内容,有利于相互对比,使结果一目了然,可根据实验内容自己设计表格,表内应有表题和计量单位。

3) 简图式:实验中描记的血压、呼吸等可用曲线图表示,直接载入实验报告中,也可取其不同的时相点将各结果记录在坐标系内,而后连接为曲线,最适合于某些机能变化的动态观察,能清楚地反应变化趋势。

在实验报告与论文中,三种表达方式常结合使用,可得最佳效果。

实验结果:实验结果是实验报告的重要部分,应将实验过程中所观察或记录到的生理效应忠实地、正确地记述和说明。结果部分常需用实验记录,这就需要将实验记录进行合理地加工与剪贴,并加图号、图注及必要的文字说明。凡属定量的测量资料,例如快慢、轻重、长短、多少等,均应以正确的单位和数值严格地写在报告上。

(7) 结果讨论与结论:将实验说明的问题以及从实验所得的结果,围绕实验目的,根据已知的理论知识对结果进行讨论、分析和逻辑论证。如果在实验中出现非预期结果,应该分析其可能的原因。实验结论是从实验结果中归纳出的概括性判断,即实验所能验证的概念、原则或理论的简明总结。应用简练的语言严谨地表达结论,切忌盲目抄袭书本或别人的实验报告。

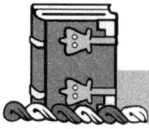

第二章 实验常用器材及使用方法

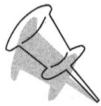

第一节 实验常用器材

一、换　能　器

换能器又称传感器,是指将机体生理活动的非电信号转换成与之有确定函数关系的电信号的变换装置。换能器的种类繁多,生理学实验常用的主要有压力换能器和张力换能器两种。

1. 压力换能器　压力换能器(图2-1-1)主要用于测量血压、心内压、颅内压、胸腔内压、胃肠内压、眼内压等。利用惠斯登电桥原理工作(图2-1-2)。当外界压力作用于换能器时,敏感元件的电阻值发生变化,引起电桥失衡,导致换能器产生电信号输出。

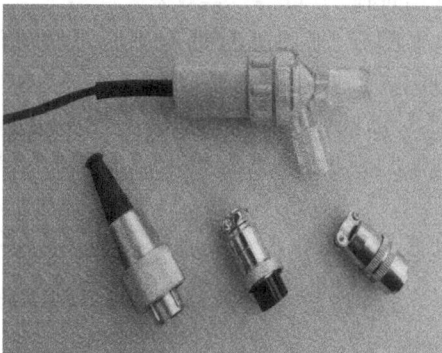

图2-1-1　压力换能器

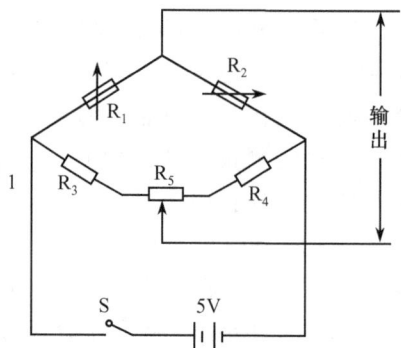

图2-1-2　惠斯登电桥原理

2. 张力换能器　张力换能器(图2-1-3)主要用于记录肌肉收缩曲线,其工作原理与压力换能器相似。张力换能器把张力信号转换成电信号输入。

二、电子刺激器

电子刺激器是发出电脉冲用以引起组织兴奋的仪器,常采用方波输出。由于电刺激在刺激频率、强度及刺激持续时间方面均易精确控制,故生理实验中常用电脉冲作为刺激,电子刺激器常有的刺激方式是单刺激和连续刺激,刺激强度、刺激波宽、刺激频率和延时可调。BL-420 生物信号采集处理系统内

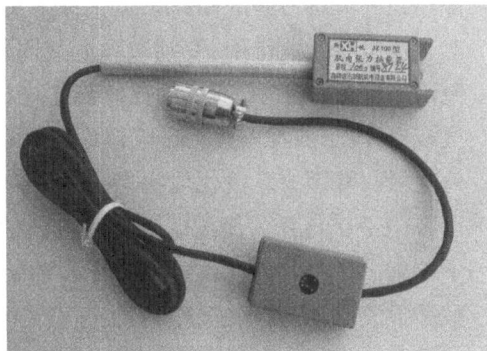

图 2-1-3　张力换能器

含程控刺激器,根据不同实验要求,有四种刺激模式可选择(见本章第二节"计算机生物信号采集处理系统"所述)。在刺激时,刺激器接地要良好,刺激输出线不能短路,刺激强度不可过大。

三、刺激隔离器

生物体的各种体液的导电性是相当好的,这就使生物体成为一个容积导体。当对实验动物同时进行刺激和记录生物电时,刺激器输出和放大器输入具有公共接地线,使得一部分刺激电流流入放大器的输入端,使记录器记录到一个刺激电流产生的波,这不是要记录的生物电,因此,叫做刺激伪迹。它严重地干扰了生物电的记录。刺激隔离器是消除刺激伪迹中很重要的方法之一。它使刺激电流两个输出端与地隔离,切断了刺激电流从公共地线返回的可能,使刺激电流更局限在刺激电极的周围,伪迹即可减小。用了刺激隔离器,也比较容易改变容积导体中的电位分布。此外,还有隔直流作用。

四、刺　激　电　极

刺激电极的种类很多,在生理学与病理生理学实验中常用的有普通电极、保护电极、乏极化电极等。

1. 普通电极　系两根银丝装在绝缘框套内,一端通过电线与电子刺激器输出端相连,以引导电刺激脉冲;另一端使银丝裸露少许,以与组织接触而施加刺激。

2. 保护电极　将两根银丝包埋在绝缘框套中,一端通过电线与电子刺激器输出相连;另一端挖有空槽,银丝在槽内裸露少许。它主要用于刺激在体的神经干,以保护周围组织免受刺激。

3. 乏极化电极　用直流电刺激组织时,使用上述两种电极会发生极化现象,

即组织外电解质中的阴离子在正极下集聚,阳离子在负极下集聚。这种极化现象对直流电有抵消作用,使刺激强度减弱,而且在停止刺激时,阴阳离子会形成反向电流。此外,电解所产生的物体附于电极上可使电极电阻变大,电流变小,刺激强度减弱,离子的集聚还会影响组织的兴奋性。故用直流电刺激组织时,须使用乏极化电极。常用的乏极化电极有 Zn-ZnSO$_4$ 电极、Hg-HgCl 电极和 Ag-AgCl 电极。现以 Zn-ZnSO$_4$ 电极为例说明乏极化电极的工作原理:Zn-ZnSO$_4$ 电极的两支小玻璃管下端有小孔,穿过脱脂棉绳,玻管下端装入用林格液调匀的白陶土;上段盛饱和硫酸锌溶液;其中插入锌棒。当接通直流电时,组织外液(主要成分是 NaCl)中 Cl$^-$ 向正极移动,而 Na$^+$ 向负极移动,故正负极分别有 Cl$^-$ 和 Na$^+$ 的聚集。但在正极,Cl$^-$ 与 Zn^{2+} 结合生成 ZnCl$_2$(Zn^{2+}+2Cl$^-$ $\longrightarrow$ ZnCl$_2$),而 Zn 原子与 SO$_4^{2-}$ 结合生成 ZnSO$_4$ 并放出 2 个电子(Zn+SO$_4^{2-}$ $\longrightarrow$ ZnSO$_4$+2e),电子经接线跑往负极,故正极不会出现 Cl$^-$ 聚集。在负极,Na$^+$ 与 SO$_4^{2-}$ 结合生成 Na$_2$SO$_4$(2Na$^+$+SO$_4^{2-}$ $\longrightarrow$ Na$_2$SO$_4$),而 Zn^{2+} 则与 2 个电子结合生成 Zn 原子(Zn^{2+}+2e $\longrightarrow$ Zn),故负极下也不会出现 Na$^+$ 的聚集。Zn-ZnSO$_4$ 电极使用前应将棉绳在林格液中浸透,并用林格液冲洗清洁,必须特别注意防止硫酸锌溶液接触组织。使用后,应将硫酸锌溶液倒去,并用水冲洗玻璃管外壁,然后浸入林格液中放置,待下次使用。

五、锌 铜 弓

将一锌片及铜片的一端相连接,而另一端分离所制成的弓状或镊子状实验用具称为锌铜弓。将锌铜弓的游离端浸在电解质溶液中时,锌片表面形成内负外正的双电层,在铜片表面形成内正外负的双电层。它们与溶液之间产生电位差(电极电位)。在锌与铜接触部,电流按铜→锌方向流动,在溶液中电流方向为锌→铜。当锌铜弓的两游离端接触表面湿润的神经或肌肉组织时,电流便沿锌→组织→铜的方向流动而在阴极下(铜片处)引起一次性组织兴奋,当移开的瞬间,电流方向相反则在阳极下(锌片处)又引起一次组织兴奋。由于神经兴奋的电刺激阈值甚小(约 10^{-8}A),而锌铜弓接触组织时产生的电流强度较大,足以构成对神经肌肉的有效电刺激,因此,锌铜弓常被用作检验神经肌肉标本兴奋性的简便刺激装置。使用时,用少许林格液湿润,其间不可夹有很多溶液,以免短路。手与金属片间应绝缘。

六、肌 动 器

用以固定和刺激蛙类神经-肌肉标本。常用的有槽式和平板式等,装有刺激电极、固定标本的孔和螺丝、杠杆等。

七、动物人工呼吸机

在生理学实验中,经常用人工呼吸机(图 2-1-4)控制动物呼吸,如开胸实验、用肌松剂实验和麻醉药过量。

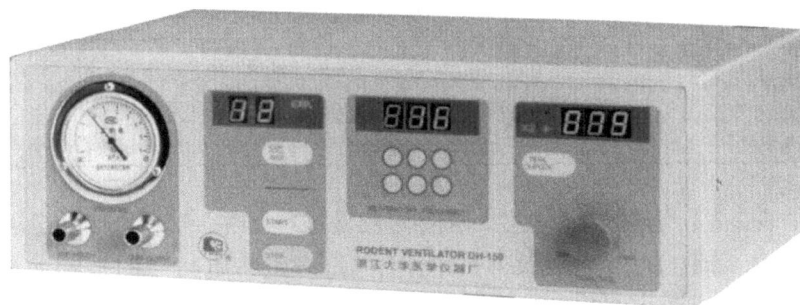

图 2-1-4 人工呼吸机

八、神经屏蔽盒

在神经干实验时,需引导神经干的电变化,隔离、屏蔽 50Hz 工频干扰是必需的,神经屏蔽盒外壳是金属,外壳接地即可。神经屏蔽盒中配有相应的银丝电极,作为刺激和电位引导电极。神经屏蔽盒还对神经干有防干燥作用。

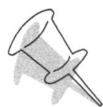

第二节 计算机技术在实验中的应用

计算机技术在生理学与病理生理学领域中的应用已十分广泛,随着计算机技术和信号理论的发展,计算机在生理学与病理生理学乃至整个生命科学领域中的应用,将有着越来越广泛的前景。

一、生物信号采集和处理

1. 生物信号的基本特性 生物体信号按原始信号的性质大致可分为两大类:电信号(如心电、脑电、神经干动作电位、神经放电等)和非电信号(如骨骼肌张力、血压、呼吸道压力、心肌收缩力、肠肌张力等)。实验时,非电信号通过换能器(如压力换能器、张力换能器)将其转换为电信号。按信号的快慢可分为快信号(神经干动作电位、心室肌动作电位、神经放电等)和慢信号(血压、呼吸、心电、平滑肌张力等)。

　　生物电信号是一类比较复杂的信号,了解生物电信号的基本特性有助于实验的顺利和正确地进行。

表 2-2-1　生物电信号参数表

信号名称	幅度(mV)	频谱(Hz)
心电图	0.1~8	0.2~100
脑电图	0.01~1	1~60
皮肤电	0.05~0.2	1~100
细胞电位	0.1~100	DC~10 000

　　从表 2-2-1 列出的几个典型的生物电信号基本反映了生物电信号低幅、低频的基本特性,且阻抗较大(一般有数十千欧姆)。生物电信号的振幅最高的约为 100mV 左右,低的仅 0.01mV,与数百毫伏的电极极化电压和数伏的干扰信号比,生物电信号振幅就比较低。生物电信号的频率范围从直流(DC)~10kHz,多数信号在 0.2~100Hz,从电信号的频率角度来看,生物电信号属低频信号。生物电有一定的电压和电流,根据欧姆定律,生物电信号也有电阻(或阻抗),生物电信号源的阻抗(称源阻抗)可达几万欧姆。

　　用电极拾取生物电信号,电极常被称之为引导电极。拾取生物电信号的过程常称为生物电信号引导。在生物电信号的引导时,生物电信号受多种干扰信号的干扰,主要的干扰信号有:①电极电位:电极极化引起的电极电位为直流成分(100mV),用直流放大器时,信号直流成分被干扰,在高放大倍数时,使放大器饱和;②电辐射干扰:50Hz 市电干扰信号,供仪器设备、照明等使用的电源,其 50Hz 及其谐波通过仪器、辐射等途径干扰生物电信号,其干扰信号的频率与生物电的频率重叠;③生物电信号的相互干扰:肌电、皮肤电干扰心电,心电、皮肤电干扰脑电等。所以,生物电信号的检测是从各种生物电、背景干扰、极化电压中检出需要测量的信号。

　　2. 生物信号的交、直流特性　　生物电信号可根据其与时间的关系分为交流信号、直流信号和交/直流叠加信号。①交流信号:振幅和方向随时间变化的信号为交流信号,如交流电。细胞外记录的生物电信号多数为交流信号,如心电信号、脑电信号、神经干动作用电位等。②直流信号:振幅和方向不随时间变化的信号为直流信号,如直流电。振幅和方向随时间变化很缓慢的信号可视共为直流信号,如电极电位、细胞内记录的细胞静息电位。③交/直流叠加信号:生物电信号中即有直流成分又有交流成分的信号。如细胞内引导膜电变化过程,细胞静息时,记录到的静息电位是直流电信号,细胞兴奋时记录到的动作电位是交流电信号。有些细胞的动作电位含有直流信号成分,如心肌细胞动作电位平台期电位。生物信号通过直流应变式换能器转换为电信号,这类信号往往为交/直流叠加信号,如反映肌肉舒张期张力(前负荷)、动脉血压舒张压是直流信号,而反映肌肉收缩、心脏射血引起动脉血压变化过程是交流信号。

3. 信号的交流、直流耦合输入方式　生物信号放大器都设置有交流和直流耦合两种输入方式,生物电信号和通过换能器转换后的电信号输入放大器进行放大和处理时,首先需要确定信号的耦合方式。

直流耦合输入方式:电信号不通过耦合器件(电容器或电感器)直接送入放大器的输入端进行放大的方式。图 2-2-1 显示了一直流耦合输入方式模式图,输入信号通过电阻输入放大器,信号经放大器放大后输出,输出信号的振幅变大,但时程和相位不变。直流耦合输入方式能观察到信号真实情况。信号通过直流耦合输入方式,电极电位会干扰信号直流成分。实验时,往往将细胞内引导的生物电信号和应变式换能器输出的电信号选择直流耦合方式将信号输入到放大器(信号的直流耦合输入)。

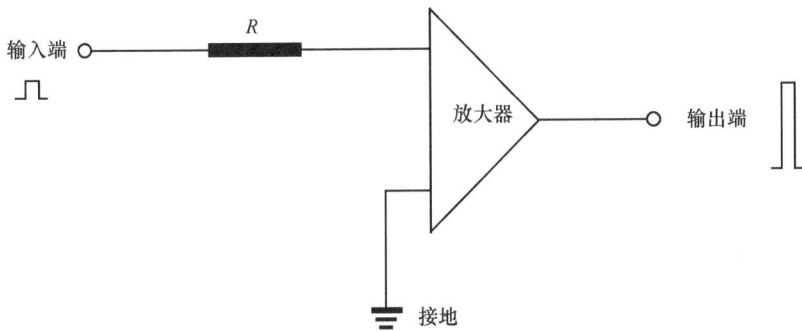

图 2-2-1　直流耦合输入方式模式图

电极电位:用金属电极引导生物电时,金属电极在极性溶液(如 0.9% NaCl 溶液)中发生电化学反应,使电极间产生电位,这种电位称电极电位。电极电位的大小由电极的材质和电极处理情况所决定,在生理盐水中银电极的电极电位可达 100mV。电极电位一般表现为直流信号特性。电极电位比多数生物电信号的振幅大得多,用直流耦合方式放大生物电信号时,生物电信号放大到能被观察记录的程度时,电极电位也被放大并使放大器出现饱和,生物电信号就不能被观察记录到。电极电位也干扰了生物电信号的直流成分。用交流耦合方式可消除电极电位的影响。

交流耦合输入方式:电信号经耦合器件(如电容器)送入放大器的输入端进行放大的方式称交流耦合输入方式。电容器有"隔直"效应,阻止直流电通过电容器。直流电信号不能通过电容器送入放大器的输入端进行放大,交流耦合方式的"隔直"的作用,使放大器只放大交流信号而不放大直流信号。交流耦合输入方式在放大生物电信号时避免了电极电位被放大后使放大器出现饱和的情况发生。交流耦合输入方式不能观察和记录到信号的直流成分,如图 2-2-2 所示,方波信号经电阻-电容耦合输入放大器的输入端,方波信号的顶(直流部分)被电容器阻隔,方波信号通过交流耦合放大后变成了微分波。实验时,往往将细胞外引导的生物电信号采用交流耦合方式将信号输入放大器(信号的交流耦合输入)。在采用交流耦合方式时应根据信号频谱选择合适的下限转折频率(或时间常数),以避免信号的有用频率成分被衰减。

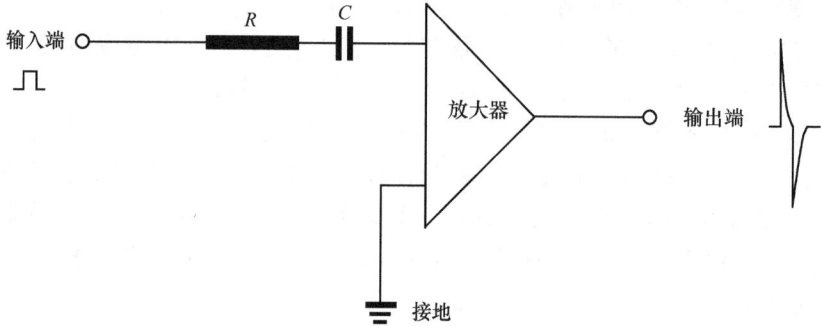

图 2-2-2 交流耦合输入方式模式图

4. 生物信号的输入方式

单端输入方式:单端输入方式的放大器如图 2-2-3 所示。生物电信号输入以地电位为参考点,放大器在放大生物电信号的同时,干扰信号也被放大。放大的生物电信号混杂在各种干扰信号之中。单端输入方式抗干扰能力差,在生物电测定中较少采用。

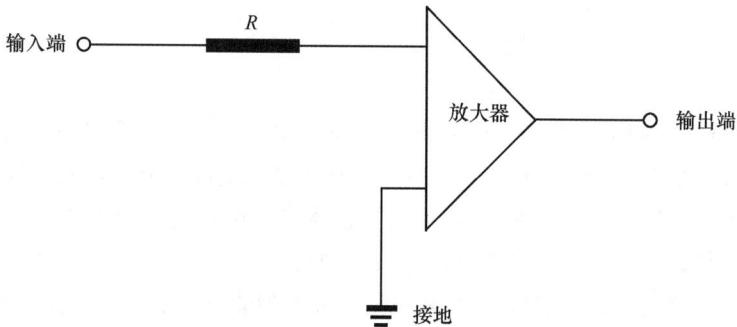

图 2-2-3 单端输入方式

双端输入方式(差分输入):双端输入方式的放大器如图 2-2-4 所示。生物电放大器多采用双端输入方式,即生物电信号通过两个输入端送入放大器放大,双端输入方式的优点是在生物电信号的同时抑制干扰信号。双端输入放大器由两个对称的放大器组成,参数对应相同。信号经输入端 1 和输入端 2 送入放大器 1 和放大器 2 放大,放大器 1 和放大器 2 的输出信号分别为 U_1 和 U_2,放大器 3 的输出信号 $U_3 = A(U_1$

-U₂)(A 是常数,放大倍数)。若两个输入端送入大小、极性相同的信号(共模信号),
$U_1 = U_2$,信号经放大器 3 放大后, $U_3 = A(U_1 - U_2) = 0$,输入的共模信号被抑制(理想情况)。两个输入端送入大小、极性不同的信号(差模信号),信号经放大器放大后,$U_1 \neq U_2$,在放大器 3 输出端获得的输出信号,$U_3 = A(U_1 - U_2) \neq 0$,输入的差模信号被放大。生物电信号混杂在各种干扰信号之中,对两个输入端而言,干扰信号是共模信号(大小、极性相同),而生物电信号是差模信号。生物电放大器采用双端输入方式能极大地抑制干扰信号并放大生物电信号。生物电放大器采用双端输入方式,测定的生物电信号是生物体、组织或细胞的两点之间的电位差。

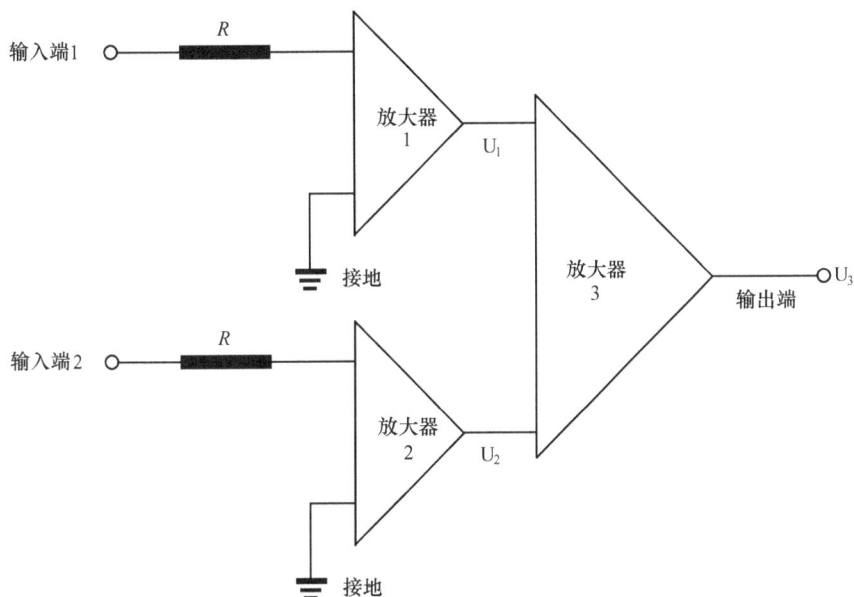

图 2-2-4　双端输入方式

5. 生物信号的滤波处理　生物电信号的检测是从各种生物电信号、背景干扰信号、极化电压中检出需要测量的生物电信号,通过滤波(滤波电路或计算机数字滤波)的方法,使背景干扰信号、极化电压和不需要的生物电信号衰减并获得所需的生物电信号。

高通滤波器:在放大器的输入端接入电容器 C,放大器输入电阻 R_i 和电容器 C 构成高通滤波器(图 2-2-5),允许大于一定频率(下限滤波频率,f_L)的信号通过。

$$\tau = R_i \times C \qquad (1)$$

$$f_L = \frac{1}{2\pi\tau} \qquad (2)$$

R_i 和 C 的乘积称时间常数 τ。下限转折频率 f_L 是指输入信号中某一频率成分

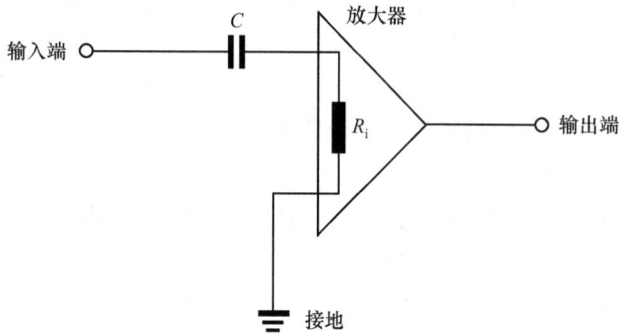

图 2-2-5 高通滤波器

被衰减 3dB(约 0.7071A)时的信号频率,信号频率低于 f_L 频率的成分被衰减更多,高于 f_L 频率成分的几乎不被衰减(图 2-2-6)。生物信号放大器的时间常数一般有 0.001~2s 多档供放大不同的生物电信号使用。根据公式(2),时间常数与下限转折频率可以互为折算。

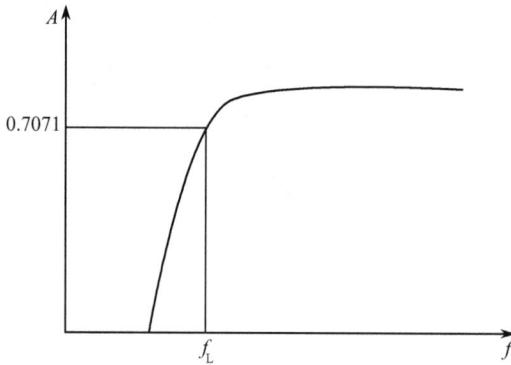

图 2-2-6 下限转折频率

低通滤波器:如图 2-2-7 所示的电阻 R 和电容器 C 构成低通滤波器。允许小于一定频率(上限滤波频率)的信号通过。上限转折频率(f_H)是指输入信号中频率等于 f_H 的成分被衰减 3dB(约 0.7071A)时的信号频率,信号频率高于 f_H 频率的成分被衰减更多,低于 f_H 频率成分的几乎不被衰减(图 2-2-8)。生物信号放大器的低通滤波一般设 100Hz 至 100kHz 多档,供滤去不同高频信号使用。

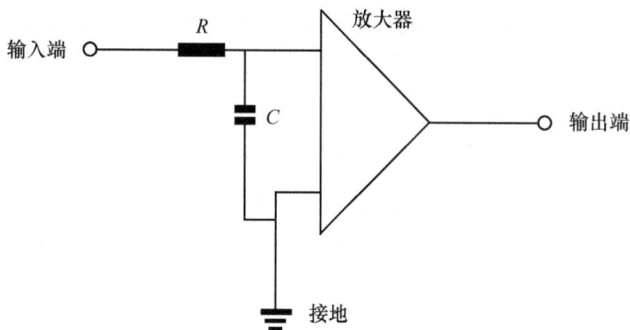

图 2-2-7 低通滤波器

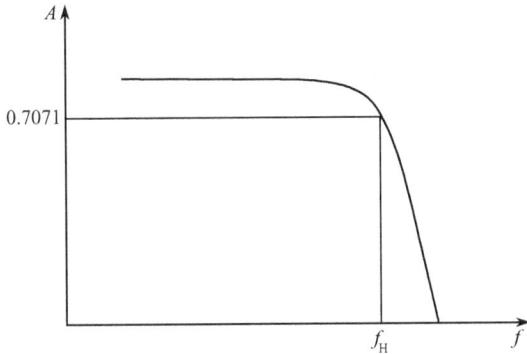

图 2-2-8　上限转折频率

　　另外,在不同场合也可采用带通滤波器(允许频率在一定范内的信号通过)、带阻滤波器(阻止频率在一定范内的信号通过)、50Hz 陷波(阻止频率 50Hz 的信号通过)。

　　在实验拾取生物信号时,若在交流耦合输入方式下,生物电信号经高通滤波输入放大器,信号的低频成分会被衰减,如果高通滤波器的下限转折频率(时间常数)选择不当,信号的有用成分就会失去。在放大生物信号时,如果有高频干扰信号干扰生物信号,影响观察和测量时,可调节放大器的低通滤波器,上限转折频率从高到低逐渐降低,逐步衰减高频干扰信号。但上限转折频率过低,也会将有用的信号衰减退。

　　生物信号放大器一般都设有高通滤波器和低通滤波器。设放大器的放大倍数为 A,放大器对下限转折频率 f_L 和上限转折频率 f_H 范围内的信号的放大能力大于 $0.7071A$,f_L 与 f_H 之间的信号频率范围称放大器的通频带。正确地调节放大器的通频带,对衰减高频、低频干扰信号,获得所需的高质量的生物电信号是非常重要的。常见生物信号的频率参数见表 2-2-2。

表 2-2-2　常见生物信号参数

信号名称	振幅	时间常数(s)	上限转折滤波(kHz)
坐骨神经动作电位	5~30mV	0.01~0.1	3~5
减压神经传入冲动	100~500 mV	0.01~0.1	5
膈神经传出冲动	50~300 mV	0.01~0.1	5
植物性神经冲动	50~100 mV	0.01~0.1	3~5
骨骼肌动作电位	5~20 mV	0.01~0.1	3~5
肠平滑肌慢波	2~10 mV	1.5~∞(DC)	1
肌电图(EMG)	50~300 mV	0.01~0.1	5
心电图(ECG)	0.1~2 mV	0.1~1.0	1
脑电图(EEG)	30~200 mV	0.3~1.0	1
视网膜电图(ERG)	0.5~1 mV	0.3~1.0	1
神经细胞膜电位	50~100 mV	∞(DC)	10~20
骨骼肌细胞膜电位	50~120 mV	∞(DC)	10~20

信 号 名 称	振 幅	时间常数(s)	上限转折滤波(kHz)
心肌细胞动作电位	60~120 mV	∞(DC)	5~10
神经放电(细胞外)	100~300 mV	0.01~0.1	5~10
换能器输入电信号	0.01~50 mV	DC	10~20

6. 生物信号的计算机采集　电子系统中用来连接数字部件与模拟部件的信息转换装置,用以实现数字信号和模拟信号的相互转换的装置,统称为数据转换器。模-数转换器(analog-to-digital converter)简称 A/D,数-模转换器(digital-to-analog converter)简称 D/A。数据转换器用途很多。数字技术和微处理机在信息处理、测量、通讯和自动控制系统等领域里的广泛应用需要信息转换技术,数据转换器已成为电子系统的关键构件之一。

模-数转换器和数-模转换器的主要指标有转换时间(转换速度)、转换电平、精度、分辨率等。

(1) 分辨率:模-数转换器的分辨率用位数表示,位数越高,分辨率越强,转换绝对精度也越高,转换的数字量越接近模拟量。如 12 位 A/D,转换电平为±5V,则分辨率 $=\pm5V/2^{12}=\pm5000mV/4096=2.441mV$。

(2) 转换时间:模-数转换过程需要一定时间,即模-数转换器的采样时间。实际使用中,采样时间应与被测之量的变化率相适应。根据采样定律(奈奎斯特采样定律):如果采样频率大于等于原信号最高频率的两倍,采样信号的频率不发生混淆,采样信号不会失真。在生理实验中采样频率一般采用:采样频率 ≥ 信号频谱中的最高频率的 5~10 倍。采样频率=1/采样时间。模-数转换器的采样时间是一个不变的值,而仪器的采样时间可使用软件和硬件延迟技术进行设置,但仪器最小采样时间总是大于或等于模-数转换器的转换时间。

生物信号模-数转换时,采样频率取信号频谱中的最高频率的 10 倍可获得比较好的效果。如心电信号频谱中的最高频率为 100Hz(高频心电信号除外),用 1000Hz 的采样频率,即 1ms 的采样时间,转换得到的数字量可保留心电信号绝大部分信息。

二、BL-420 生物信号采集处理系统

BL-420 生物机能实验系统为外置式的生物机能实验系统,硬件无需打开计算机机箱进行安装,只需使用 USB 接口连线将 BL-420 系统与计算机相连,并接好 BL-420 系统电源线即完成系统的硬件连接。参见图 2-2-9。

BL-420 生物机能实验系统的前面板如图 2-2-10 所示。它包含有 4 个信号输入接口、1 个触发输入接口、1 个刺激输出接口、1 个记滴输入接口和 1 个电源指示灯。触发输入接口用于在刺激触发方式下,外部触发器通过这个输入口触发 BL-420 系统采样。

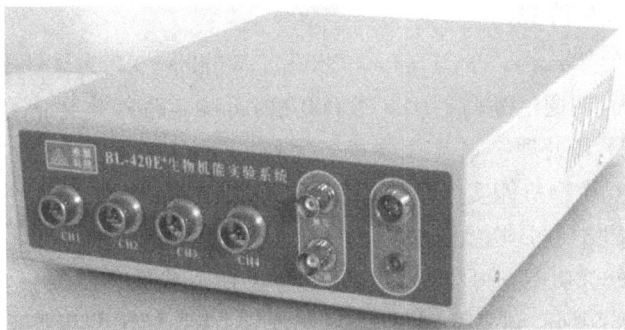

图 2-2-9　BL-420 生物机能实验系统

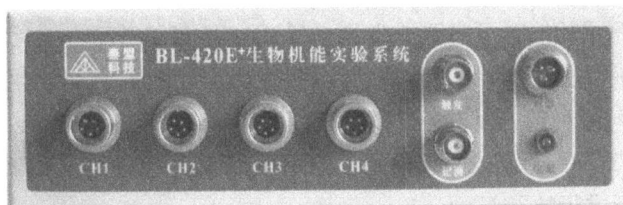

图 2-2-10　BL-420 生物机能实验系统的前面板

CH1、CH2、CH3、CH4：5 芯生物信号输入接口（可连接引导电极、压力传感器、张力传感器等，4 个输入通道的性能完全相同）。

触发输入：2 芯外触发输入接口。

刺激输出：3 芯刺激输出接口。

记滴输入：2 芯记滴输入接口。

电源指示：蓝色发光二极管。

BL-420 生物机能实验系统的背面板如图 2-2-11 所示，其左边上部为电源开关，电源开关下面是一个 12V 直流电源的输入接口，背板中间靠左为一个金属接地柱，中间靠下为监听输出接口，它直接与耳机或计算机音箱相连接，背板右下部为一个 USB 接口，它通过 USB 接口线直接与计算机上的一个 USB 接口相连，USB 接口上为 BL-420 系统的铭牌。

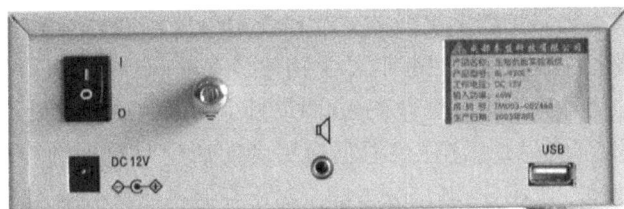

图 2-2-11　BL-420 生物机能实验系统的背面板

（一）性能特点

1. 以中文 Windows 98、Windows 2000 或 Windows XP 为软件平台,全中文的图形化操作界面;四通道高增益(2~50 000 倍)低噪声程控生物信号放大器,可任意选择输入、显示和处理 1~4 个生物机能信号。

2. BL-420 生物机能实验系统预设置了包括八大类共计 32 个项目实验模块,供生理学、药理学、病理生理学教学实验使用。

3. 数据分析功能　可实时地对原始生物信号或您存储在磁盘上的反演数据信号进行积分、微分、频率直方图、序列密度直方图、频谱分析等运算,并将运算的结果(积分图、微分图、频率直方图、频谱分析图等)与原始波形一起实时、同步地显示在计算机屏幕上。

4. 数据测量功能　可对原始生物信号或您存储在磁盘上的反演数据信号进行实时测量、光标测量、选择区域测量、两点测量及区间测量,可得出生物信号的多种指标,如:最大值、最小值、平均值及峰峰值,信号频率、面积、变化率及持续时间等。

5. 左右双视的设计,让 BL-420 系统具有了两套独立的显示系统,可以对不同时间的段波形进行比较显示。

6. 四个通道波形的扫描速度独立可调,方便实现不同通道波形同步或非同步显示。

7. 直观地设置增益(灵敏度)、时间常数、滤波及程控刺激器的各种参数。

8. 数据查找滚动条所构成的数据反演方式,不仅操作简单,而且功能强大,便于实验后的数据分析,并可以根据需要打印出单个或多个通道的实验波形及相关的实验数据。

9. 可以对反演数据进行原始数据导出、数据剪辑及图形剪辑。

10. 自身的网络控制功能,老师和学生可以利用自己的计算机进行文字信息的相互传递;老师可以在教师计算机上对某一组学生的实验进行监视。

（二）生物机能实验系统的原理简介

生物机能实验系统的基本原理(图 2-2-12)是将原始的生物机能信号,包括生物电信号和通过传感器引入的非生物电信号进行放大,然后对处理的信号通过模数转换进行数字化并将数字化后的生物机能信号传输到计算机内部,计算机通过专用的生物机能实验系统软件接收从生物信号放大、采集卡传入的数字信号,然后对这些收到的信号进行实时处理,一方面进行生物机能波形的显示,一方面进行生物机能信号的存储,另外,它还要根据使用者的命令对数据进行指定的处理和分析,比如平滑滤波、微积分、频谱分析等。对于存储在计算机内部的实验数据,生物机能实验系统软件可以随时将其调出进行观察和分析,还可以将重要的实验波形和分析数据进行打印。

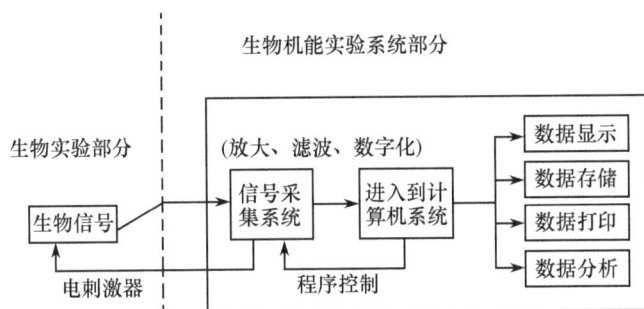

图 2-2-12　BL-420 工作基本原理

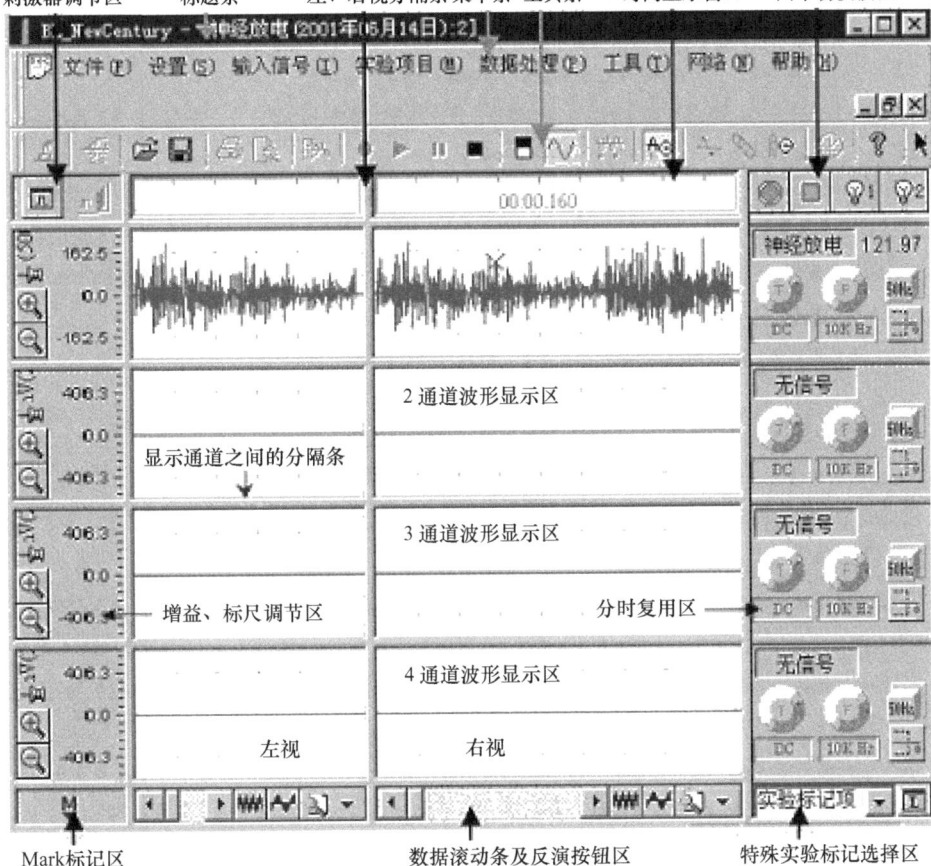

图 2-2-13　BL-420 生物信号采集处理系统主界面

（三）BL-420 生物机能实验系统的功能简介

BL-420 生物机能实验系统主界面（图 2-2-13）从上到下依次分为标题条、菜单条、工具条、生物信号显示窗口、数据滚动条及反演按钮区、状态条等部分。从左到右主要分为:标尺调节区、波形显示窗口和分时复用区三个部分。在标尺调节区的上方是刺激器调节区,其下方则是 Mark 标记区。分时复用区包括:控制参数调节区、显示参数调节区、通用信息显示区和专用信息显示区四个分区,它们分时占用屏幕右边相同的一块显示区域。可以通过分时复用区顶端的 4 个切换按钮在这 4 个不同用途的区域之间进行切换。

1. BL-NewCentury 生物信号显示与处理软件主界面　BL-Newcentury 软件主界面上各部分功能清单如表 2-2-3 所示:

表 2-2-3　BL-Newcentury 软件主界面上各部分功能清单

名称	功能	备注
标题条	显示 BL-NewCentury 软件的名称以及实验标题等信息	
菜单条	显示所有的顶层菜单项,菜单项下有子菜单可供选择 最底层的菜单项代表一条命令	菜单条中共有 9 个顶层菜单项
工具条	一些常用命令的图形表示集合,使常用命令的使用变得 方便直观	共有 21 个工具条命令
刺激器调节区	调解刺激器参数及启动、停止刺激	包括两个按钮
左、右视分隔条	用于分割左、右视,也是调节左、右视大小的调节器	左、右视面积相等
时间显示窗口	显示记录数据的时间	在数据记录和反演时显示
四个切换按钮	用于在 4 个分时复用区进行切换	
增益、标尺调节区	在实时实验过程中调节硬件增益,在数据反演时调节软 件放大倍数。选择标尺单位及调节标尺基线位置	
波形显示窗口	显示生物信号的原始波形或数据处理后的波形,每一个 显示窗口对应一个实验采样通道	
显示通道之间的 分隔条	用于分割不同的波形显示通道,也是调节波形显示通道 高度的调节器	4 个显示通道的面积之和相等
分时复用区	包含硬件参数调节区、显示参数调节区以及通用信息区 和专用信息区 4 个分时复用区	这些区域占据屏幕 右边相同的区域
Mark 标记区	用于存放和选择 Mark 标记	Mark 标记在光标测量时使用
状态条	先是当前系统命令的执行状态或一些提示信息	
数据滚动条及反 演按钮区	用于实时实验和反演时数据快速查找和定位,同时调节 4 个通道的扫描速度	实时实验中显示简单刺 激器调节参数
特殊实验标记选 择区	用于编辑特殊实验标记,选择特殊实验标记,然后将选 择的特殊标记添加到波形曲线旁边	包括特殊标记选择列表和打 开特殊标记编辑对话框按钮

2. 菜单条说明

(1) 文件:包括所有文件操作,如:打开、另存为、打印、保存配置等 12 个命令。

(2) 设置:包括工具条、状态栏、实验标题、相关数据、实验人员、记滴时间、定制打印对话框、光标类型、设置记录时间和定标 10 个菜单选项,其中工具条和定标两个菜单选还有二级子菜单。

（3）信号输入:包括 4 个通道,每个通道有一个菜单项,每个菜单项有一个输入信号选择子菜单,当您选择 1 个通道后,会向右弹出一个子菜单,用于具体指定该通道的输入信号类型。具体的输入信号类型包括动作电位、神经放电、肌电、脑电、心电、慢速电信号、压力、张力、呼吸以及温度等信号。您选定了 1 个通道的输入信号类型后,可以再通过"输入信号"菜单继续选择其他通道的输入信号,当您选定所有通道的输入信号类型之后,从"编辑"菜单中选择"启动"命令,或按工具条上的"启动"命令按钮,就可以启动数据采样,观察生物信号的波形变化。

（4）实验项目:包含有 8 个菜单项,它们分别是肌肉神经实验、循环实验、呼吸实验、消化实验、感觉器官实验、中枢神经实验、泌尿实验以及其他实验。这些实验项目组将生理及药理实验按性质分成类,在每一组分类实验项目下又包含若干个具体的实验模块,当您选择某一类实验时,如肌肉神经实验,则会向右弹出一个包含该类具体实验模块的子菜单。您可以从中选择一个,系统将会自动设置该实验所需的各项参数,包括信号采集通道、增益、时间常数、滤波以及刺激器参数等,并且将自动启动数据采样,使实验者直接进入到实验状态。当完成实验后,根据不同的实验模块,打印出的实验报告包含有不同的实验数据。

（5）数据处理:包括微分、积分、频率直方图、序列密度直方图、非序列密度直方图、频谱分析、X-Y 输入窗口、直线回归、两点测量、区间测量、细胞放电数测量、心肌细胞动作电位测量和数据输入共 13 个命令。

1）微分:生物机能实验中,求微分的目的是为了观察某一种生物信号的变化快慢。如果其微分值越大说明该生物信号的变化越快,反之则说明其变化较慢。BL-NewCentury 生物信号显示与处理软件中的微分命令用于设置微分参数并启动微分处理功能。当您单击该命令后,将弹出"微分参数设置"对话框,您可以利用对话框中的调节按钮来设置微分参数,如果您满意于您的设置,请按 OK 按钮确认选择;如果您不想显示微分图形或不满意于您的设置,请按 Cancel 按钮撤销选择;当您打开了微分通道之后,如果您又想关闭它,只需再次选择微分命令,然后,在弹出的"微分参数设置"对话框中选择 Close 按钮即可,只有在微分通道打开之后,Close按钮才可以使用。

2）积分:BL-NewCentury 生物信号显示与处理软件中的积分命令用于设置积分参数并启动积分处理功能。当您单击该命令后,将弹出"积分参数设置"对话框,您可以利用对话框中的调节按钮来设置积分参数和积分方式,其中积分方式分为:正常积分、正波积分、负波积分和绝对值积四种。正常积分是指按照数学上的积分公式进行积分处理;正波积分也是按照数学上的积分公式进行积分处理,但是只取 Y 值为正的信号进行积分,而忽略 Y 值为负的信号;负波积分也是按照数学上的积分公式进行积分处理,但它恰好与正波积分相反,它只取 Y 值为负的信号进行积分,而忽略 Y 值为正的信号;绝对值积分也是按照数学上的积分公式进行积分处理,但是它是在对 Y 值为负的信号进行了取绝对值处理后再进行积分处理,因而积分的结果始终为正。绝对值积分在生物机能实验中用得较多。如果您满意于您的设置,请按 OK 按钮确认选择;如果您不想显示积分图形或不满意于您的设置,请按 Cancel 按钮撤销选择;当您打开了积分通道之后,如果您又想关闭它,只需再次选择积分命令,然后,在弹出的"积分参数设置"对话框中选择 Close 按钮,只有在积分通道打开之后,Close 按钮才可以使用。

3) 频率直方图:BL-NewCentury 生物信号显示与处理软件中的频率直方图命令用于设置频率直方图的参数并启动频率直方图处理功能。当您单击此命令后,将弹出"频率直方图设置"对话框,您可以利用对话框中的调节按钮来设置其参数,如果您满意于您的设置,请按 OK 按钮确认选择;此时,波形显示将被暂停,并且在需要对其进行直方图处理的通道(比如 1 通道)上显示一条白色的水平直线,该直线用于确定信号分析的下门限,即绝对值幅度小于该下门限的信号将不被处理(这样就可以避免一些小的干扰信号对频率直方图的影响),您可以用鼠标上下移动该直线,以直观地调节这个下门限值,当您满意于您选择的下门限后,单击鼠标左键,此时,将自动启动波形显示,并在您指定的通道上显示处理通道的频率直方图。这时在被处理通道上出现了两根白色的水平线。它们分别代表频率直方图处理时的上、下门限,下门限是您刚才确定的,而上门限则是计算机自动设置的,在上、下门限之外的信号将被认为是噪声信号而不加处理。您可以在上或下门限指示白线上按下鼠标左键,然后在按住鼠标左键不放的情况下上下移动鼠标,即可按照您的需要随时改变频率直方图的上、下门限,在您改变上或下门限的同时,门限指示白线右端显示的门限电平值也将随着改变。如果您不想显示频率直方图或不满意于您的设置,请按 Cancel 按钮撤销选择;当您打开了频率直方图通道之后,如果您又想关闭它,只需再次选择频率直方图命令,然后,在弹出的"频率直方图参数设置"对话框中选择 Close 按钮,只有在频率直方图通道打开之后,Close 按钮才可以使用。

4) 序列密度直方图:操作步骤如是从"数据处理"菜单中选择"序列密度直方图"命令,此时会暂停波形显示并且弹出"序列密度直方图参数设置"对话框。在"序列密度直方图参数设置"对话框中设置您所需要的各个参数,然后按"确定"按钮。此时,在被处理通道的波形显示窗口中将出现一根白色的水平直线,您可以用鼠标上下移动该直线以选择适当的频率记数门限,门限值将显示在被处理窗口的右上角。当您选定了合适的门限后按鼠标左键加以确定(类似于"频率直方图"命令),此时,系统将自动启动波形显示,并且在您指定的通道中显示分析波形的序列密度直方图。在序列密度直方图的被处理通道中也有两个白色的水平线,分别代表序列密度直方图的上、下门限,这与频率直方图中的上、下门限相似。

5) 非序列密度直方图:操作步骤如下:从"数据处理"菜单中选择"非序列密度直方图"命令,此时会暂停波形显示并且弹出"非序列密度直方图参数设置"对话框。非序列密度直方图有两种统计模式:单屏统计和连续统计。单屏统计方式用于统计一屏序列密度直方图中您指定范围内的图形;而连续统计方式则可以进行实时统计,即在一定的时间范围内,随着序列密度直方图的不断变化,进行动态统计,随时改变统计结果,并将统计结果显示在3通道上。如果您选择单屏统计方式,那么按"OK"按钮,在序列密度直方图的显示窗口中将出现一个垂直的白色直线,您可以左右移动鼠标以确定统计区域的起始位置,按下鼠标左键即确定了统计区域的起始位置;此时会出现另一根垂直白线,用来确定统计区域的终末位置,按下鼠标左键即确定了统计区域的终末位置。当您确定了统计区域的起始及终末位置之后,统计后的非序列密度直方图将显示在3通道上。如果您在序列密度直方图的显示窗口中按下鼠标右键,则停止单屏统计,直至您再次按下"OK"按钮。如果您选择连续统计方式,那么"非序列密度直方图参数设置"对话框左下角的"连续模式参数"区域中的"开始"和"停止"按钮由不可使用的灰色变为可用。此时,如果您按下"开始"按钮,那么系统将自动启动波形显示,并且连续统计序列密度直方图,并将统计的非序列密度直方图实时地显示在3通道的非序列密度直方图显示窗口中。而"时间"窗口则显示以秒为单位的统计经过的时间。如果您按下"停止"按钮,则停止连续统计;如果您想退出非序列密度直方图功能,只需单击"非序列密度直方图参数设置"对话框右下角的"Close"功能按钮,即关闭"非序列密度直方图参数设置"对话框及该功能。

6) 频谱分析:频谱分析用来对某一通道波形内的频率能量谱进行分析。该命令用于设置频谱分析的参数。当您单击此命令后,将弹出"频谱分析参数设置"对话框。您可以利用对话框中的调节按钮来设置其参数,如果您满意于您的设置,请按 OK 按钮确认选择;如果您不想显示频谱分析图或不满意于您的设置,请按 CANCEL 按钮撤销选择;当您打开了频谱分析通道之后,如果您又想关闭它,只需再次选择频谱分析命令,然后,在弹出的"频谱分析参数设置"对话框中选择 Close 按钮,只有在频谱分析通道打开之后,Close 按钮才可以使用。

7) X-Y 向量图:X-Y 向量图不仅可以做出心电向量环,还可以完成压力-变化率环(P-dP/dT),压力-速度环(P-dP/dt/P)等分析血压与血压变化速率关系的 X-Y 曲线。X-Y 向量图对话框中的"类型选择"参数用来设定所描绘的 X-Y 向量图的类型,有 3 种类型可供用户选择:心电向量、P-dP/dT 和 P-dP/dt/P,其中后两种类型只有在用户对某一通道的实验数据进行了微分处理后才有效,因为 dP/dT 指的是微分;否则后两种选择将无效(变为灰色)。"X 输入"指的是 X-Y 向量图中 X 轴方向所选择的输入通道,可以为 1、2、3 或 4 通道中的任意一个;"Y 输入"的意思相同,它代表 Y 轴方向的输入通道。X-Y 向量图对话框中有 5 个功能按钮,它们分别是:放大、缩小、恢复选择和清除。"放大"按钮用于将 X-Y 向量图在原来的基础上放大 1 倍;"缩小"按钮的功能与"放大"按钮功能相反,将 X-Y 向量图的大小缩小 1 倍；"恢复"按钮将放大或缩小的图形恢复到 1 倍大小；"选择"按钮用于在 X 轴的输入通道上选择一段波形完成 X-Y 向量图，当您选择这个命令后，在 X 输入通道上将出现一条垂直的白色竖线，用于供您选择一段波形；"清除"按钮用于清除您不需要或不满意的图形。

8）两点测量：该命令用于测量任意通道中，某段波形的最大值、最小值、平均值及两点之间的时间和信号的变化率，信号的变化率显示在屏幕下方信息区中的"当前值"栏目中。两点测量的具体做法是：先单击鼠标左键确定第一点的位置，此时，会有一根红色的直线出现，其一端固定在您刚才确定的第一点上，另一端随鼠标的移动而移动，用以确定第二点，当您确定了第二点后，单击鼠标左键，该红色直线固定，并且所测量出的各项参数指标被显示在屏幕下方的信息区中。

9）区间测量：该命令用于测量当前通道图形中的任意段波形的频率、最大值、最小值、平均值及面积等参数，测量的结果显示在屏幕下方的信息显示区中。选择该功能后，会暂停波形显示，同时，在当前通道窗口内出现一条垂直的白色直线，用它来选择测量区间的一端，当您移动鼠标时，该白色直线会跟随鼠标的移动而左右移动，如果您将该直线移动到适当的位置，按下鼠标左键则确定了测量区间的一端，此时，第一条垂直白线位置固定，而另一条垂直的白色直线将出现。用确定第一条白线的方法确定第二条白线的位置，即确定测量区间的另一端。这时，会出现一条水平的白色直线，该直线用来确定频率计数的基线，当您按下鼠标左键确定该基线后，所有的测量参数均已计算出并显示在屏幕下方的信息区中。如果您按下鼠标右键将结束区间测量。

当您在一次实验中使用区间测量进行数据测量时，区间测量的结果将以 Excel 文件的格式自动存储到当前目录的 data 子目录下，1 通道的测量数据存储到 result1. xls 文件中，2 通道的测量数据存储到 result2. xls 文件中，以此类推，4 通道的测量数据存储到 result4. xls 文件中，同时，这些数据也以相同的文件名但不同的后缀名存储为标准的 Windows 文本文件，文本文件的后缀名为 txt，之所以同时将测量的数据结果存储为文本文件，是因为文本文件可以直接被读入到 Excel、Access、Word、写字板、MATLAB 等 Windows 通用软件中进行数据处理。

当您重新开始一次实验时，以前测量的数据将被新实验数据替换，并且只要您不按"停止"功能键，则每次测量的结果将自动加入到该通道测量结果文件的末尾。

（6）"网络"菜单中包括连接、发送消息、请求消息、请求数据、停止数据、网络关机和设置地址 7 个命令。

（7）"帮助"菜单中包括帮助主题、关于 BL-NewCentury 两个命令。帮助主题显示"帮助"对话框，它包含有 BL-420 生物机能实验系统的全部使用说明书。

3. 工具条说明　工具条和命令菜单的含义相似，它也是一些命令的集合。但是它和命令菜单又有些差异，具体来讲，它是把一些常用的命令以方便、直观（图形形式)的方式直接呈现在使用者面前,它所包含的命令可以和命令菜单中的重复,也可以不同,但是它所包含的命令必须是常用的,这是图形化的操作系统提供给用户的另一种命令操作方式。工具条上的每一个图形按钮被称为工具条按钮,每一个工具条按钮对应一条命令,当工具条按钮以雕刻效果的图形方式出现时,表明该工具条按钮不可使用,此时,它对用户的输入没有反应;否则,它将响应用户输入。

BL-NewCentury 软件的工具条上一共有 23 个工具条按钮,也就是说它们代表着 23 条不同的命令(图 2-2-14)。这些命令(从左向右)分别代表着系统复位、零速采样、打开、另存为、打印、打印预览、打开上一次实验设置、数据记录、开始、暂停、停止等命令。下面我们将对这些工具条按钮做详细的介绍,当您在做实验时,可能更多的是使用工具条命令而非不常用的菜单命令,因此,您有必要对工具条命令做全面而深入的了解。

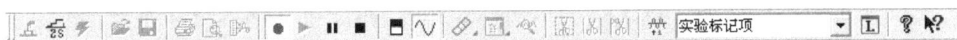

图 2-2-14 BL-420 生物信号采集处理系统工具条

(1) 系统复位命令工具条按钮:将对 BL-420 系统的所有硬件及软件参数进行复位,即将这些参数设置为默认值。

(2) 打开反演数据命令按钮:打开反演数据。

(3) 另存为命令按钮:它与"文件"菜单中的"另存为"命令功能相同。

(4) 打印命令按钮:它与"文件"菜单中的"打印"命令功能相同。

(5) 打印预览命令按钮:它与"文件"菜单中的"打印预览"命令功能相同。

(6) 打开上一次实验设置命令按钮:它与"文件"菜单中的"打开上一次实验设置"命令功能相同。

(7) 数据记录命令按钮:"记录"命令是一个双态命令。所谓双态命令是指每选择该命令一次,其所代表的状态就改变一次,这就好像是一盏电灯的开关,这种命令通过按钮标记的按下和弹起表示两种不同的状态。当记录命令前面的红色实心圆标记处于按下状态时,说明系统现在正处于记录状态,否则系统仅处于观察状态而不进行观察数据的记录。该工具条按钮如果呈现弹起状态,表示现在没有记录;如果它呈现按下状态,表示系统正在进行记录。在实验过程中您可以随时进行记录,也可以随时停止记录,只需单击该工具条按钮,就可以在记录与不记录之间进行切换。比如,刚开始实验时,系统自动启动记录,如果在实验过程中您需要改变实验对象,或要对实验体进行其他处理,此时的信号为无用信号,您为了不浪费磁盘空间,您要暂停记录,那么您只需用鼠标左键单击该工具条按钮即可使系统转入不记录状态,如果采集到的生物体波形发生变化,您想记录以后的数据,用鼠标左键单击该工具条按钮即可使系统转入记录状态。以后您还可以随时进行记录或停止操作。

(8) ▶ 开始命令按钮:选择该命令,将启动数据采集,并将采集到的实验数据显示在计算机屏幕上;如果数据采集处于暂停状态,选择该命令,将继续启动波形显示。

(9) ⏸ 暂停显示命令按钮(空格键也代表暂停显示命令):选择该命令后,将暂停数据采集与波形动态显示。

(10) ■ 停止数据显示与记录命令按钮:选择该命令,将结束当前实验,并且将发出"系统参数复位"命令,使整个系统处于开机时的状态,但该命令不复位您设置的屏幕参数,如通道背景颜色,基线显示开关等。

(11) ▣ 切换背景颜色按钮:显示通道的背景颜色将在黑色和白色这两种常见的颜色中进行切换。该工具条按钮代表删除、添加背景标尺格线命令。

(12) ◺ 背景标尺格线按钮:波形显示背景没有标尺格线时,单击此按钮可以添加背景标尺格线;当波形显示背景有标尺格线时,单击此按钮可以删除背景标尺格线。

(13) ⧬ 添加标记命令按钮:在监视状态下,当您单击该命令时,会在波形显示窗口的顶部添加一个通用实验标记,其形状为向下的箭头,旁边是该标记的编号数值,编号从 1 开始顺序进行。注意:在一次试验中,最多能添加 200 个这样的通用实验标记。

(14) 通用标记时间显示开关命令按钮:这是一个双态命令,当它处于按下状态时,表示在您添加的通用标记旁边将显示一个添加这个通用标记时刻的绝对时间;当它处于弹起状态时,表示在您添加的通用标记旁边不显示当前时间。

(15) ◿ 两点测量命令按钮:该工具条按钮的功能与"数据处理"菜单中的"两点测量"命令相同。该命令用于测量任意通道中,某段波形的最大值、最小值、平均值、峰峰值、两点之间的时间差、信号的变化速率及变化率,这些信息均显示在通用信息显示区中。信号的变化速率和变化率是两个不同的概念,前者是指相对于时间的变化量,即第二点的值减去第一点的值然后再除以两点间的时间差得到,其单位的形式为 mV/ms;后者是指相对于第一点值的变化量,即第二点的值减去第一点的值然后再除以第一点的值得到,其单位是%。

两点测量步骤:

1)单击两点测量命令按钮,此时将暂停波形扫描(如果波形扫描)。

2)在您要测量波形段的起点位置单击鼠标左键以确定第一点位置。此时,会有一根红色的直线出现,其一端固定在您刚才确定的第一点上,另一端随着鼠标的移动而移动,它用来确定两点测量中的第二点位置。

3)当您确定了第二点位置后,单击鼠标左键,该红色直线固定,完成本次两点测量。

4）重复上面的步骤2）、3），对不同通道内的不同波形段进行两点测量。

5）在任何通道中按下鼠标右键都将结束本次两点测量，参见图2-2-15。

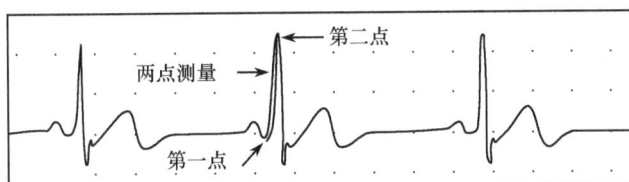

图 2-2-15　两点测量示意图

（16）区间测量命令按钮：该工具条按钮的功能与"数据处理"菜单中的"区间测量"命令相同，请参阅前面的"菜单命令"一节。

区间测量步骤：

1）单击区间测量命令按钮，此时将暂停波形扫描（如果波形扫描）。

2）将鼠标移动到任意通道中需要进行区间测量的波形段的起点位置，单击鼠标左键进行确定，此时将出现一条垂直直线，它代表您选择的区间测量起点。

3）当您移动鼠标时，另一条垂直直线出现并且它随着您鼠标的左右移动而移动，这条直线用来确定区间测量的终点。当这条直线移动时，在通道显示窗口的右上角将动态地显示两条垂直直线之间的时间差，单击鼠标左键确定终点。

4）此时，在两条垂直直线区间内将出现一条水平直线，该直线用来确定频率计数的基线（如果您正在对心电信号进行区间测量，那么您选择的水平基线并不作为频率计数线，因为心率分析采用的是模板分析法，与频率计数线无关），参见图2-2-16，该水平基线将随着鼠标的上下移动而移动，水平直线所在位置的值将显示在通道的右上角，按下鼠标左键确定该基线的位置，完成本次区间测量。

5）重复上面的步骤2）、3）、4），对不同通道内的不同波形段进行区间测量。

6）在任何通道中单击鼠标右键都将结束本次区间测量。

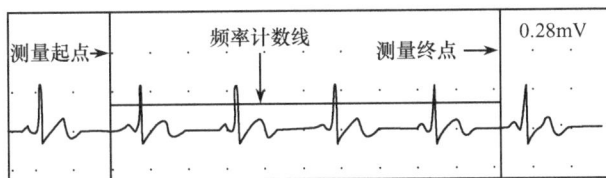

图 2-2-16　区间测量示意图

4. BL-420 生物机能实验系统的使用方法

（1）开机：确认 BL-420 生物机能实验系统已通过 USB 接口与计算机连线，并

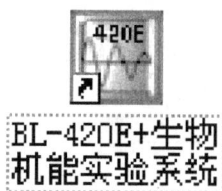

图 2-2-17
Windows XP 桌面上的
"BL-420E+生物机能实验
系统"启动图标

打开电源开关。将换能器、信号引入线连接于计算机 BL-420 系统面板上的各相应接口后,按下计算机电源开关,打开计算机。待进入"Windows XP"或"Windows 2000"界面后,用鼠标双击"BL-NewCentury 机能实验系统"图标,显示器显示"BL-NewCentury"生物信号采集处理系统主界面(图 2-2-17)。

(2)调零和定标操作:当安装好 BL-420 生物机能实验系统之后,正式开始实验之前,需要进行调零和定标操作。那么什么是调零、定标操作呢,它对生物机能实验又有什么影响呢,是否必须进行调零与定标操作? 调零是为了消除生物信号放大器正常范围内的直流零点偏移。放大器直流零点偏移的具体表现为,当您启动生物机能实验系统观察直流信号时,在放大器的输入端不接任何引导电极或传感器的情况下,观察到的直线波形会与标定零点有一定的直流偏移。这样,每当使用生物机能实验系统进行直流信号,比如血压或张力信号观察时,观察到的信号值与真实信号值之间存在着一个固定的直流偏移,即信号整体升高或下降一定值。这与传感器不调零时引起信号整体直流漂移情况相似。

定标是为了确定引入传感器的生物非电信号和该信号通过传感器后转换得到的电压信号之间的一个比值,通过该比值,我们就可以计算传感器引入的生物非电信号的真实大小。比如,为了测定血压,我们用标准水银血压计作为压力标准对血压传感器进行定标,假设我们从标准水银血压计读出的值为 100 mmHg,通过血压传感器的转换从生物机能实验系统读出的值为 10 mV,那么这个比值就是 100 mmHg /10 mV = 10mmHg / mV。有了这个比值,以后我们就可以方便地根据从传感器得到的电压值计算实际血压值了,假如生物机能实验系统内部得到一个电压值为 15mV,15mV×10mmHg/mV=150mmHg,这样我们就在生物机能实验系统中显示 150mmHg。

(3)操作流程

1)进入实验有两种方式:从"输入信号"或"实验项目"中进入。

A. 实验项目:当用鼠标单击顶级菜单条上的"实验项目"菜单项时,即出现"实验项目"下拉式菜单(图 2-2-18):菜单中包含有 8 个菜单项目,它们分别是肌肉神经实验、循环实验、呼吸实验、消化实验、感觉器官实验、中枢神经实验、泌尿实验以及其他实验。

这些实验项目组按生理及药理实验性质分类,在每一组分类实验项目下又包含有若干个具体的实验模块,当选择某一类实验,如肌肉神经实验时,则会向右弹出一个包含该类具体实验模块的子菜单(图 2-2-18)。可以根据自己的需要从中选择一个实验模块,当选择了一个实验模块之后,系统将自动设置该实验所需的各项参数,包括信号采集通道(系统通常默认 1 通道为采集通道)、采样率、增益、时间常数、滤波以及刺激器参数等,并且将自动启动数据采样,使实验者直接进入到实验

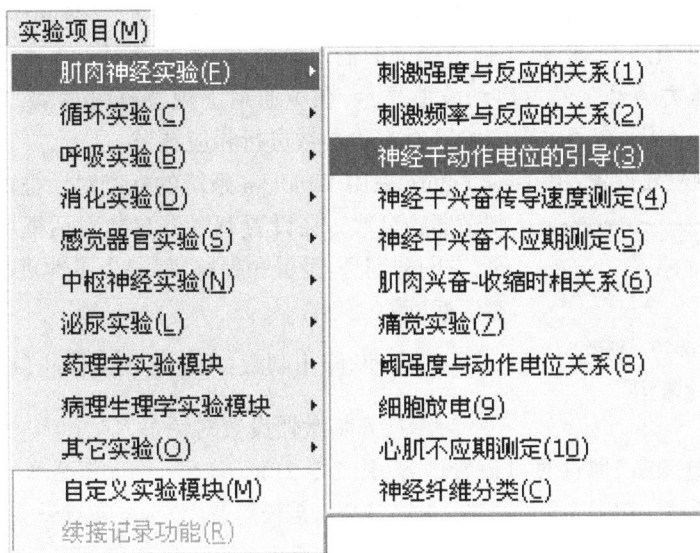

图 2-2-18 实验项目下拉式菜单

状态。例如,当选择"肌肉神经实验"项目组中的"神经干动作电位的引导"实验模块后,系统将自动把生物信号输入通道设为 1 通道,采样率设为 20000Hz,扫描速度设为 0.625ms/div,增益设为 200 倍,时间常数设为 0.01s,滤波设为 10kHz;刺激器参数设为:单刺激,波宽 0.05ms,强度 1 为 1.0V。

B. 输入信号:当用鼠标单击菜单条上的"输入信号"菜单项时,"输入信号"下拉式菜单将被弹出(图 2-2-19)。

当选择该命令后,会向右弹出一个输入信号选择子菜单,用于具体指定 1 通道的输入信号类型。具体的输入信号类型包括动作电位、神经放电、肌电、脑电、心电、慢速电信号、压力、张力、呼吸以及温度等信号。

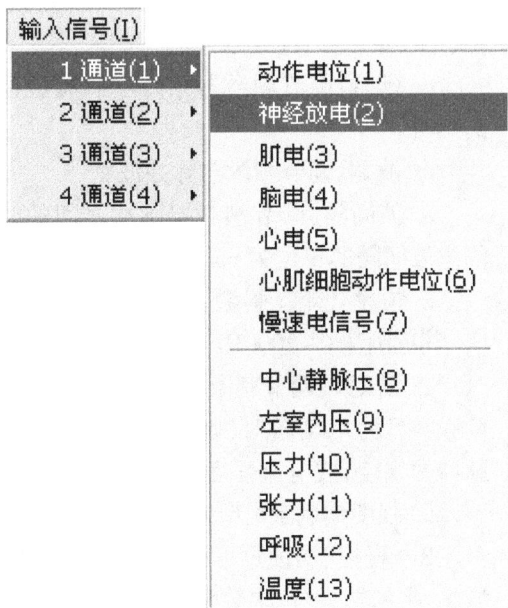

图 2-2-19 输入信号下拉式菜单

当选定了 1 通道的输入信号类型后,可以再通过"输入信号"菜单继续选择其他通道的输入信号。当选定所有通道的输入信号类型之后,使用鼠标单击工具条上的"开始"命令按钮,就可以启动数据采样,观察生物信号的波形变化。例如,从 1 通道选择的输入信号为"张力信号",2 通道选择的输入信号为"压力信号",然后启动波形显示,在 1 通道上观察呼吸运动,2 通道上观察动脉血压。由此途径进入实验需对实验参数进行相应调节。

2) 刺激器设置:BL-NewCentury 采用 Windows 系统的标准对话框的形式来设置刺激器的参数。在设置刺激器参数对话框中有两个属性页,它们分别是:设置和程控,每一个属性页相当于一个子对话框(图 2-2-20)。

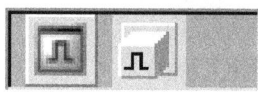

图 2-2-20　刺激器调节区

🔲 启动/停止刺激:用于启动或停止刺激。

🔲 打开刺激器设置对话框。

A. "电刺激"属性页可设置内容(图 2-2-21)

a. 模式:粗电压(范围 0～35V,步长 50mV)、细电压(范围 0～5V,步长 5mV)、粗电流(范围 0～10mA,步长 10μA)、细电流(范围 0～10mA,步长 1μA)。

b. 方式:单刺激(默认选择)、双刺激、串刺激、连续单刺激、连续双刺激。

c. 延时:调节刺激器第一个刺激脉冲出现的延时。

d. 波宽:调节刺激器脉冲波宽。

e. 波间隔:调节刺激器脉冲之间的时间间隔。波间隔的单位为 ms,其范围从 0～6s 可调。

f. 频率:调节刺激频率。频率的单位为 Hz,其范围从 0～2000Hz 可调。

g. 强度 1:调节刺激器脉冲的电压幅度(当刺激类型为双刺激时,则是调节双脉冲第一个脉冲的幅度)或电流强度。

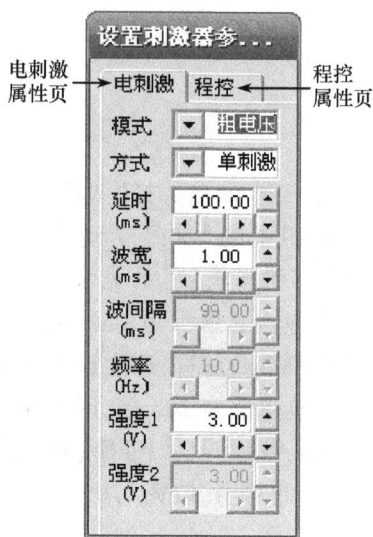

图 2-2-21　电刺激属性页

h. 强度 2:刺激类型为双刺激时,用来调节双脉冲第二个脉冲的幅度或电流强度。

B. "程控"属性页可设置内容(图 2-2-22):包括程控方式、程控刺激方向、程控增量、主周期、停止次数和程控刺激选择 6 个部分,下面分别加以介绍。

a. 程控方式:该命令为程控刺激方式选择子菜单,包括:自动幅度、自动间隔、自动波宽、自动频率和连续串刺激 5 种程控刺激方式。自动幅度方式按照设定的主周期自动对单刺激的刺激幅度进行改变。自动间隔方式按照设定的主周期自动对双刺激的刺激波间隔进行改变。自动波宽方式按照设定的主周期自动对单刺激的刺激波宽进行改变。自动频率方式按照设定的主周期自动对串刺激的刺激频率进行改变。连续串刺激方式按照设定的主周期自动、连续地发出串刺激波形(图 2-2-23,图 2-2-24)。

　　b. 程控刺激方向:程控刺激方向包括增大、减小两个选择按钮,它们控制着程控刺激器参数增大或缩小的方向。如果程控刺激器的方向为增大,则如果参数增大到最大时,系统自动将其设定为初始值;如果程控刺激器的方向为减小,则如果参数减小到最小时,系统自动将其设定为初始值。

　　c. 程控增量:程控刺激器在程控方式下每次发出刺激后器调节参数所增加的量或减小的量。

　　d. 主周期:程控刺激器的主周期单位为 s。主周期是指程控刺激两次刺激之间的时间间隔。

　　e. 停止次数:停止次数是指停止程控刺激的次数,在程控刺激方式下,每发出一个刺激将计数一次,所发出的刺激数达到停止次数后,将自动停止程控刺激。也就是说在停止次数时停止程控刺激的一个条件。

　　f. 程控刺激选择:程控刺激选择包括程控和非程控两个选择按钮,您可以通过这个选择按钮的选择,在程控刺激器和非程控刺激器之间进行选择。在任何时候,您都可以选择程控按钮来将刺激器设置为程控刺激器;也可以选择非程控按钮随时停止程控刺激器。

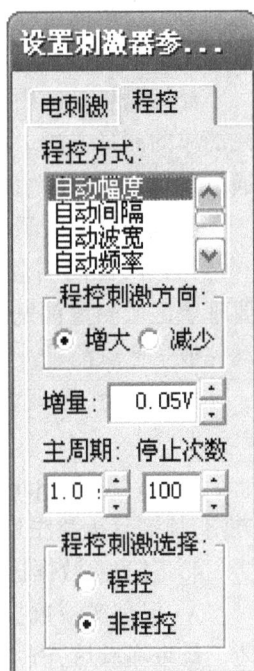

图 2-2-22　程控属性页

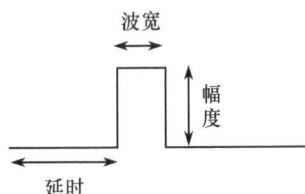

图 2-2-23　单刺激

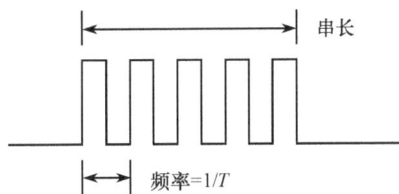

图 2-2-24　串刺激

　　在进行实时实验时,无需停止试验的情况下,也可通过图 2-2-25 所示简单的刺激参数调节区对刺激进行调节。

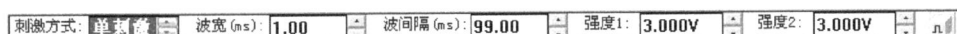

图 2-2-25　实时实验过程中右视滚动条转化为简单刺激参数调节区

　　3) 对实验数据进行测量与处理:BL-NewCentury 软件中有多种数据的测量方法,它们是:光标测量、加 Mark 标记的光标测量、区域测量、两点测量、区间测量、细胞放电数测量等,这些都是通用的数据测量方法;而如心肌细胞动作电位测量和血流动力学参数测量等数据测量方法则是针对具体实验模块的专用测量方法。我们这里主要讲解的是通用数据测量方法。

光标测量是使用测量光标测量波形曲线上指定某点数值结果的测量方法,是最简单的测量方法。测量光标是指在波形曲线上运动的一个小标记,其形状可以通过设置菜单中的"设置光标类型"命令进行设置。

区域测量与区间测量相似,它们测量的参数完全一致,只是他们的操作方法不一样,另外,区间测量采用人工频率计数线,在频率参数的测定上相对准确一些。要理解区域测量首先要理解区域选择,因为在进行区域选择的同时系统内部就自动完成了区域测量。

两点测量、区间测量和细胞放电数测量的方法和说明请参见数据处理菜单说明。

在 BL-NewCentury 软件中有许多种数据的处理方法,比如微分、积分、频率直方图、频谱分析及序列(非序列)密度直方图等。

4)对实验数据进行保存、反演

A. 保存实验数据:启动实验时,BL-NewCentury 软件会自动启动数据记录功能。结束实验后,BL-NewCentury 软件会弹出一个存盘对话框,其默认的指定存盘位置为 data 子目录(C:\Program Files\ BL-NewCentury\data),当然您可以根据自己的需要随意改变最后正式存盘文件所在的目录。

B. 反演数据:反演数据的方法也非常简单,只需从工具条上选择"打开文件"命令,然后选择需要反演的文件名字,按"确定"按钮即可。或者在实时实验中暂停,打开左视窗对数据进行反演。对于反演的数据,您可以拖动显示窗口下面的滚动条来选择不同时间段的数据进行观察和分析。也可以通过窗口下方的滚动条和反演按钮窗口中的查找命令按钮查找您所需要的数据(图 2-2-26)。

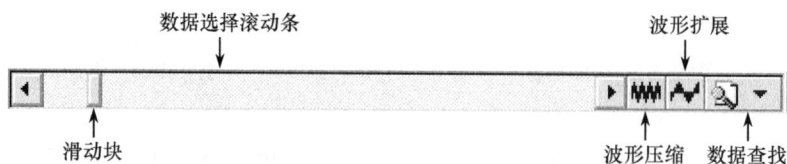

图 2-2-26　滚动条和数据反演功能按钮

a. ░░░压缩波形:波形横向压缩命令是对实验波形在时间轴上进行压缩,相当于减小波形扫描速度的调节按钮。但是这个命令是针对所有通道实验波形的压缩,即将每一个通道的波形扫描速度同时调小一档,在波形被压缩的情况下可以观察波形的整体变化规律。

b. $\bigwedge$扩展波形:波形横向扩展命令是对实验波形在时间轴上进行的扩展,相当于增大波形扫描速度的调节按钮。但是这个命令与波形压缩按钮一样是针对所有通道实验波形的扩展,在波形扩展的情况下可以观察波形的细节。

c. $\square$ ▼数据查找菜单:这是一个比较特别的菜单按钮,菜单按钮是指该按钮形式上是一个按钮,它实际上是一个包含若干个相关命令的选择菜单,所以在该按钮的右边有一个下拉箭头指示这个按钮可以进行展开。当我们使用鼠标左键单击这个按钮时,将在这个按钮上方弹出一个数据查找菜单,参见图 2-2-27。

图 2-2-27 反演数据查找菜单

根据图 2-2-28~图 2-2-30 所示,可以分别以记录时间、通用标记序号、特殊标记查找数据记录。

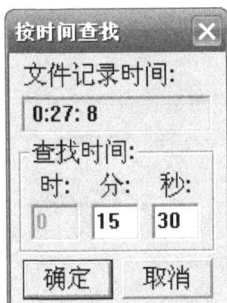

图 2-2-28 按时间查找对话框

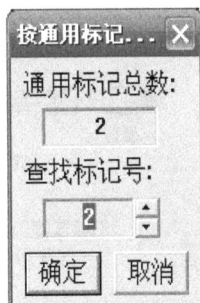

图 2-2-29 按通用标记查找对话框

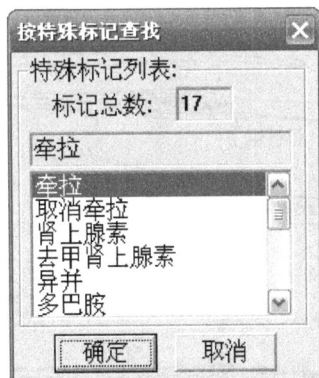

图 2-2-30 按特殊标记查找对话框

5) 文件打印

A. 图形剪辑:在实时实验过程或数据反演中,按下"暂停"按钮使实验处于暂停状态,此时,工具条上的图形按钮处于激活状态,按下该按钮将使系统处于图形剪辑状态;按住鼠标左键拖动鼠标在一个通道或同时在多个通道以图框形式选定所需区域。选定区域可自动进入剪辑页对图形进行编辑或粘贴至 WORD 文档进行编辑。

B. 数据图形打印:实验或者反演过程中,如果认为需要打印的图形,打开打印菜单选定通道、比例进行打印,可在一页纸上打印四幅图形,还可打印整个文件。也可对编辑好的 WORD 文档进行打印。

(蒋 萍 沈岳良)

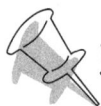

第三节 常用手术器械、溶液及麻醉药品和动物

一、常用手术器械(图 2-3-1)

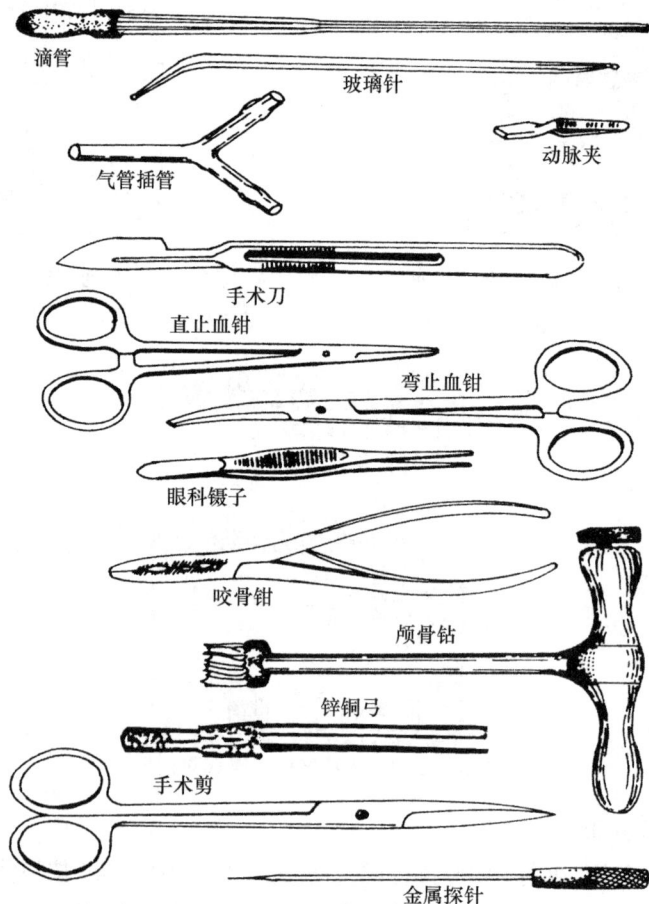

图 2-3-1 常用手术器械

1. **手术剪**　手术剪分尖头剪和钝头剪两种,其尖端有直、弯之别,主要用于剪皮肤或肌肉等粗软组织。此外也可用来分离组织,即利用剪刀的尖端插入组织间隙,分离无大血管的结缔组织等。另外,还有一种小型手术剪叫眼科剪,主要用于剪血管或神经等柔软组织。眼科剪也有直头与弯头之分,正确的执剪姿势如图 2-3-2 所示,即用拇指与无名指持剪,示指置于手术剪上方。

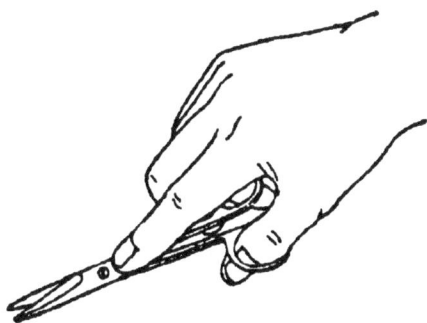

2. **粗剪刀**　用于剪实验动物皮毛以及蛙类的骨、皮肤等粗硬组织。蛙类实验用来剪骨、肌肉和皮肤等粗硬组织。

图 2-3-2　正确的执剪姿势

3. **手术刀**　主要用于切开和解剖组织。根据手术部位与性质不同更换大小不同的刀片。手术刀片有圆、尖、弯刃及大小、长短之分。手术刀柄也有大小及长短之分。另有一类手术刀柄与刀片连在一起的,也有圆刃、尖头及眼科手术刀之分。

正常的执刀方法有四种(图 2-3-3)。

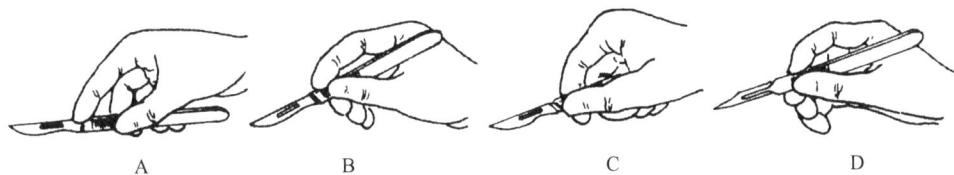

图 2-3-3　四种执刀方法
A. 执弓式;B. 执笔式;C. 握持式;D. 反扳式

（1）执弓式:最常用的一种执刀方式,动作范围广而灵活,用于腹部、颈部或股部的皮肤切口。

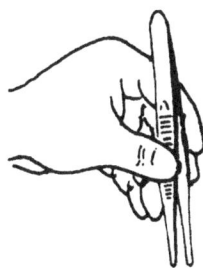

（2）执笔式:用于切割短小的切口,手法轻柔而操作精确,如解剖血管、神经、作腹膜小切口等。

（3）握持式:用于切割范围较广、用力较大的切口,如截肢、切开较长的皮肤切口等。

（4）反扳式:用于向上挑开,以免损伤深部组织。

4. **手术镊**　手术镊分有齿和无齿两种,且长短不一,主要用于夹住或提起组织,以便于剥离、剪断或缝合。有齿镊用于夹持较坚韧的组织,如皮肤、筋膜、肌肉等。无齿镊用于夹持较脆弱的组织,如血管、筋膜等。正确的执镊方法如图 2-3-4

图 2-3-4　正确的执镊方法

所示,即以拇指对示指和中指,轻稳和用力适当地把持。

5. 血管钳(止血钳)　主要用于钳夹血管或出血点,以达到止血的目的,也用于分离组织、牵引缝线、把持和拔出缝针等。持钳法见图2-3-5。

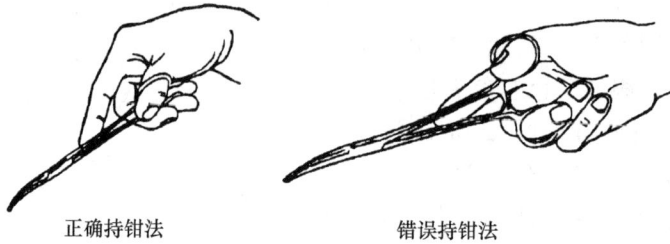

正确持钳法　　　　　　　　　　错误持钳法

图 2-3-5　持钳法

6. 金属探针　用于破坏脑和脊髓。

7. 玻璃分针　用于分离神经和血管等组织。

8. 锌铜弓　用于检查神经肌肉标本的兴奋性。

9. 蛙心夹　夹住蛙心,以描记心脏舒缩活动。

10. 蛙板　用于固定蛙或标本,以便操作和实验。

11. 颅骨钻　开颅时钻孔。

12. 动脉夹　用于阻断动脉血流。

13. 气管插管　用以插入气管,以保证呼吸道通畅;或做人工呼吸。一端接气鼓或呼吸换能器,可记录呼吸运动。

14. 血管插管　在急性动物实验时插入动脉,另端接压力换能器或水银检压计,以记录血压,插管腔内不可有气泡,以免影响结果。静脉插管,插入静脉后固定,以便于在实验过程中随时用注射器通过插管向动物体内注射各种药物和溶液。

二、实验用动物选择、捉拿、编号及固定

1. 实验用动物选择　现代生理学实验中,实验动物是指根据实验的需要,有目的、有计划地进行人工饲养、繁殖及科学培育而成的动物,是供科学研究、教学、生产、检测等方面使用的实验对象和材料。实验动物必须具有明确的生物学特性和清楚的遗传背景,并且是在对其身上携带的微生物、寄生虫严格控制下培育和驯化出来的。实验动物按遗传学分类有:①近交系实验动物,即纯系动物;②封闭群动物;③杂交一代动物(F1代)。按微生物控制程度分级有:①一级,普通动物;②二级,清洁级动物;③三级,无特定病原体动物;④四级,无菌动物。

有时我们也用一些野生动物、家畜进行实验。但由于它们或因遗传背景不清楚,或因其健康状况有差异,对刺激的敏感性不同、机体反应也不一致,造成实验结

果重复性较差,实验结果可靠性也相对较差,因此不能被国际会议认可,它们只能被称为实验用动物。实验用动物不能与实验动物等同,实验动物可包括在实验用动物中,但在不十分严格的情况下,有时这两个名词又互相通用。

生理学实验中做好动物的选择和准备关系到实验的成败。除了按照不同实验的特殊要求选择相应的种属、品种、品系微生物学背景外,对个体的选择首先要挑选健康的动物。其次,应根据实验内容和要求,结合动物解剖生理特点挑选。有时为充分利用动物,节省时间和经费,在不影响实验结果的情况下,可利用同一动物完成不同的实验内容。此外,在动物饲养时还应对饲料加以控制,包括营养素要求及搭配、合理加工、无发霉变质等;设备标准化,如饲养环境的温度、湿度、光照、空气清洁度、噪音控制等也应做进一步了解和管理。

在进行慢性动物实验时,常选择年轻健康的动物。在手术前数周内训练动物,使其熟悉实验环境。实验前 12 小时停止喂食物,但需喂水。实验时应实行无菌操作,实验后需精心护理和喂养。

2. 实验用动物捉拿

(1)兔:捉持家兔时只须实验者和助手将其抓牢或按住即可。正确捉持方法为:一手抓住家兔颈背部皮肤,轻轻提起,另一手托住其臀部,使其呈坐位姿势(图 2-3-6)。

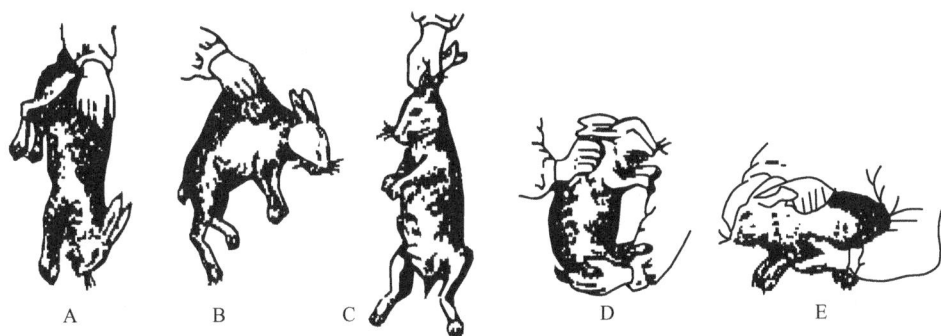

图 2-3-6　家兔捕捉方法

A、B、C 是错的;D、E 是对的;其中 D 多用

(2)蛙:实验者一手拇指、示指和中指控制蛙两前肢,无名指和小指压住两后肢(图 2-3-7)。

(3)小鼠、大鼠:实验者右手捉住小鼠尾,鼠会本能地向前爬行。左手攥紧鼠颈背部皮肤,使其腹部向上,拉直躯干,并以左手小指和掌部夹住其尾固定在左手上(图 2-3-8)。可做腹腔麻醉;亦可用金属筒、有机玻璃筒或铁丝笼式固定器固定,露出尾部,做尾静脉注射。

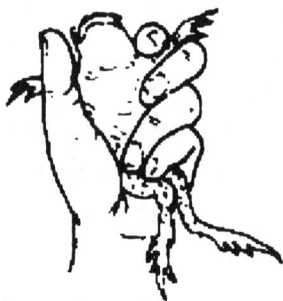

图 2-3-7 蟾蜍或蛙捉拿方法

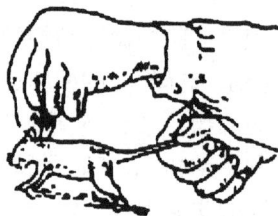

图 2-3-8 小鼠的捉拿方法

捉持大鼠的方法基本同小鼠(图 2-3-9)。大鼠在惊恐或激怒时会咬人,捉拿时可戴防护手套,或用厚布盖住鼠身作防护,握住整个身体,并固定头骨,防止被咬伤。动作应轻柔,切忌粗暴。也可用钳子夹持。最后再根据需要,将大鼠置于固定笼内或捆绑四肢。

3. 实验用动物编号 大动物多用挂牌法或用铝环固定在耳朵上,牌或环上有编号;羊或猪多用耳缺法,原则是:左个右十,上三下一。如:右耳下边有两个缺口,左耳上方有两个缺口,左耳下方有一个缺口,则编号为 27 号。

小动物可用苦味酸或硝酸银涂于体表不同部位。原则是:先左后右,从前到后。用单一颜色可标记 1~10 号,若用两种颜色配合使用,其中一种颜色代表个位数,另一种代表十位数,可编到 99 号(图 2-3-10)。

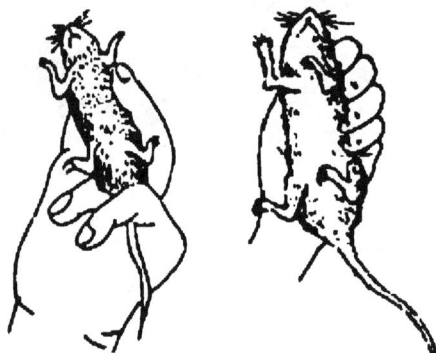

图 2-3-9 大鼠的提拿方法

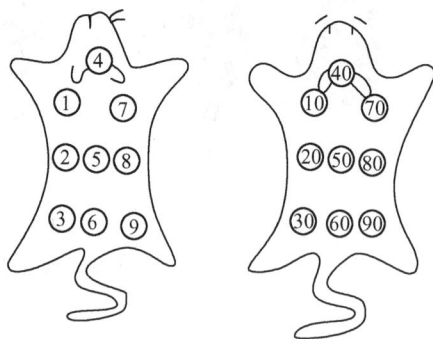

图 2-3-10 小动物编号

4. 实验用动物固定 在实验过程中,为了手术操作方便,顺利进行实验项目的观察记录,必须将动物麻醉和固定在特制的实验台上。固定动物的方法一般多采用仰卧位,它适用于颈、胸、腹、股等部位的实验;俯卧位适用于做脑和脊髓部位的实验。

(1) 兔:可固定在兔盒或兔台上。在手术台上用兔头夹固定头部,把嘴套入铁圈内,调整铁圈至最适位置然后将兔头夹的铁柄固定在手术台上。或用一根较粗棉线绳一端打个活结套住兔的两只上门齿,另一端拴在实验台前端的铁柱上。做颈部手术时,可将一粗注射器筒垫于动物的项下,以抬高颈部,便于操作(图2-3-11)。

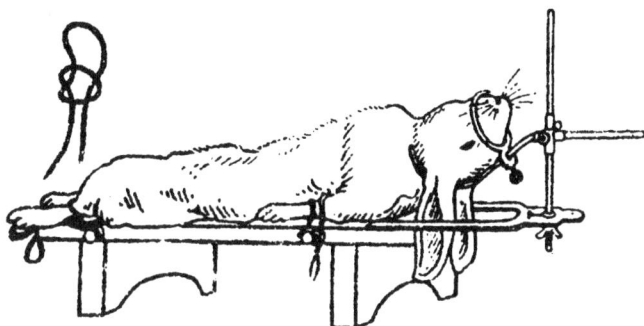

图 2-3-11　兔仰位固定于手术台

(2) 蟾蜍:捕捉时可持其后肢。做注射或其他简单操作时,实验者左手用拇指及示指夹蟾蜍头及躯干交界处,左手其他三指则握住其躯干及下肢,腹部(或背部)暴露时,背部(或腹部)紧贴手心(注意避免蟾素射入眼睛内)。

对蟾蜍进行手术或其他复杂操作时,则按实验需要的体位,用图钉将四肢钉于蛙板上(图2-3-12)。

三、动物的麻醉

在急、慢性动物实验中,手术前均应将动物麻醉,以减轻或消除动物的痛苦,保持安静状态,从而保证实验顺利进行。由于麻醉药品的作用特点不同,动物的药物耐受性有种属或个体间差异及实验内容及要求不同,因此正确选择麻醉药品的种类、用药剂量及给药途径十分重要。理想的麻醉药品应当是对动物麻醉完善,其毒性和对生理功能干扰最小,使用方便。

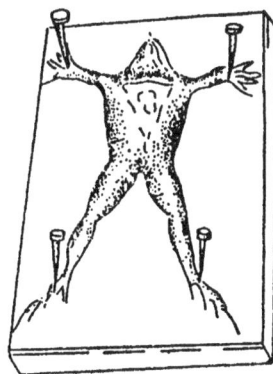

图 2-3-12　蟾蜍或蛙固定方法

1. 全身麻醉

(1) 吸入麻醉:挥发性麻醉药经面罩或气管插管进行开放式吸入麻醉。常用的吸入麻醉剂是乙醚。乙醚为无色易挥发的液体,有特殊的刺激性气味,易燃易爆,应用时应远离火源。乙醚可用于多种动物的麻醉,麻醉时对动物的呼吸、血压无明显影响,麻醉速度快,维持时间短,更适合于时间短的手术和实验,如去大脑僵直、小脑损毁实验等,也可用于凶猛动物的诱导麻醉。

　　动物吸入乙醚后,往往由于中枢抑制解除而首先有一个兴奋期,动物挣扎,呼吸快而不规则,甚至出现呼吸暂停,如呼吸暂停应将纱布取下,等动物呼吸恢复后再继续吸入乙醚,继后动物逐渐进入外科麻醉期,呼吸逐渐平稳均匀,角膜反射消失或极其迟钝,对疼痛反应消失,即可进行手术。

　　麻醉猫、大白鼠、小白鼠时可将动物置于适当大小的玻璃罩中,再将浸有乙醚的棉球或纱布放入罩内,并密切注意动物反应,特别是呼吸变化,直到动物麻醉。给家兔麻醉时,可将浸有乙醚的棉球置于一个大烧杯中,术者左手持烧杯,右手抓兔双耳,使其口鼻伸入烧杯内吸入乙醚,直到动物麻醉。

　　乙醚麻醉注意事项:

　　1)乙醚吸入麻醉中常刺激呼吸道黏膜而产生大量分泌物,易造成呼吸道阻塞,可在麻醉前半小时皮下注射阿托品(0.1ml/kg),以减少呼吸道黏膜分泌物。

　　2)乙醚吸入过程中动物挣扎,呼吸变化较大,乙醚吸入量及速度不易掌握,应密切注意动物反应,以防吸入过多,麻醉过度而使动物死亡。

　　(2)注射麻醉

　　1)氨基甲酸乙酯(也称脲酯或乌拉坦,Urethane):氨基甲酸乙酯常用于兔、犬、猫、蛙等动物,溶于水,使用时可配成20%~25%的溶液,优点是价廉,使用简便,一次给药可维持4~5小时,且麻醉过程较平稳,动物无明显挣扎现象;缺点是苏醒慢,麻醉深度和使用剂量较难掌握。

　　2)巴比妥类

　　A. 戊巴比妥钠:此药最常用。本品为白色粉末,用时配成1%~3%的溶液静脉或腹腔注射。其作用发生快,持续时间3~5小时。静脉注射时,前1/3剂量可快速注射,以快速过兴奋期;后2/3剂量则应缓慢注射,并密切观察动物的肌肉紧张状态、呼吸的频率和深度及角膜反射。动物麻醉后,常因麻醉药的作用以及肌肉松弛和皮肤血管扩张,致使体温缓慢下降,所以应设法保温。

　　B. 硫喷妥钠:为浅黄色粉末,其水溶液不稳定,故需在使用前临时配制成2.5%~5%溶液作静脉注射。一次给药可维持0.5~1小时。实验时间较长时可重复给药,维持量为原剂量的1/10~1/5。

　　3)氯醛糖-乌拉坦混合麻醉剂:本品常用于中枢神经实验,如大脑皮层诱发电位等。配制时取氯醛糖1g、乌拉坦10g,分别用少量0.9%氯化钠溶液加温助溶后再混合,然后加0.9%氯化钠溶液至100ml。氯醛糖加温过高可降低药效。

　　4)吗啡:吗啡的中枢抑制作用很强,尤其是对呼吸和心血管中枢。呼吸和循环实验最好不用。进行慢性实验手术时,常用吗啡作为基础麻醉(2~4mg/kg,静脉注射),然后再加乙醚。吗啡的止痛效力很强,用于维持动物术后的止痛安静。猫、兔及鼠等小动物不直接使用吗啡。

　　2. 局部麻醉　局部麻醉药物能可逆地阻断神经纤维传导冲动产生局部麻醉作用。进行局部麻醉时,药物接近神经纤维的方式主要有两种:

　　(1)表面麻醉:用作表面麻醉时,药物通过点眼、喷雾或涂布作用于黏膜表面,转而透过黏膜接触黏膜下神经末梢而发挥作用。该药物除具有麻醉作用外,还有较强的穿透力,如的卡因、利多卡因。

(2)浸润麻醉:动物实验中常用的为局部皮下浸润麻醉,常用麻醉药 5~10g/L 普鲁卡因。注射时,随切口方向把全部针头插入皮下,回抽针筒芯无回血时即可推注麻醉液,应边注射边将针头向外抽拉,第二针可以从前一针所浸润的末端开始,直至切口部位全部浸润为止。

剂量按所需麻醉面积的大小而定,一般不得超过 50mg/kg。

3. 麻醉效果的观察 动物的麻醉效果直接影响实验的进行和实验结果。如果麻醉过浅,动物会因疼痛而挣扎,甚至出现兴奋状态,呼吸心跳不规则,影响观察。麻醉过深,可使机体的反应性降低,甚至消失,更为严重的是抑制延髓的心血管活动中枢和呼吸中枢,导致动物死亡。因此,在麻醉过程中必须善于判断麻醉程度,观察麻醉效果。判断麻醉程度的指标有:

(1)呼吸:动物呼吸加快或不规则,说明麻醉过浅,若呼吸由不规则转变为规则且平稳,说明已达到麻醉深度;若动物呼吸变慢,且以腹式呼吸为主,说明麻醉过深动物有生命危险。

(2)反射活动:主要观察角膜反射或睫毛反射,若动物的角膜反射灵敏,说明麻醉过浅;若角膜反射迟钝,麻醉程度适宜;角膜反射消失,伴瞳孔散大,则麻醉过深。

(3)肌张力:动物肌张力亢进,一般说明麻醉过浅;全身肌肉松弛,麻醉合适。

(4)皮肤夹捏反应:麻醉过程中可随时用止血钳或有齿镊夹捏动物皮肤,若反应灵敏,则麻醉过浅;若反应消失,则麻醉程度合适。

总之,观察麻醉效果要仔细,上述四项指标要综合考虑,最佳麻醉深度的标志是:动物卧倒、四肢及腹部肌肉松弛、呼吸深慢而平稳、皮肤夹掐反射消失、角膜反射明显迟钝或消失、瞳孔缩小。在静脉注射麻醉时还要边注入药物边观察。只有这样,才能获得理想的麻醉效果。

4. 麻醉注意事项

(1)麻醉前应正确选用麻醉药品、用药剂量及给药途径。

(2)进行静脉麻醉时,先将总用药量的 1/3 快速注入,使动物迅速渡过兴奋期,余下的 2/3 量则应缓慢注射,并密切观察动物麻醉状态及反应,以便准确判断麻醉深度。

(3)如麻醉较浅,动物出现挣扎或呼吸急促等,需补充麻醉药以维持适当的麻醉。一次补充药量不宜超过原总用药量的 1/3。

(4)麻醉过程中,应随时保持呼吸道通畅,并注意保温。

(5)在手术操作复杂、创伤大、实验时间较长或麻醉深度不理想等情况下,可配合局部浸润麻醉或基础麻醉。

(6)实验中注意液体的输入量及排出量,维持体液平衡,防止酸中毒及肺水肿的发生。

四、实验动物的给药方法

（一）经口给药法

1. 口服法　口服法是将能溶于水并且在水溶液中较稳定的药物放入动物饮水中,不溶于水的药物混于动物饲料内,由动物自行摄入。该方法技术简单,给药时动物接近自然状态,不会引起动物应激反应,适用于多数动物慢性药物干预实验,如抗高血压药物的药效、药物毒性测试等。其缺点是动物饮水和进食过程中,总有部分药物损失,药物摄入量计算不准确,而且由于动物本身状态、饮水量和摄食不同,药物摄入量不易保证,影响药物作用分析的准确性。

2. 灌服法　灌服法是将动物适当固定,强迫动物摄入药物。这种方法能准确把握给药时间和剂量,及时观察动物的反应,适合于急性和慢性动物实验,但经常强制性操作易引起动物不良生理反应,甚至操作不当引起动物死亡。故应熟练掌握该项技术。强制性给药方法主要有两种:

（1）固体药物口服:一人操作时用左手从背部抓住动物头部,同时以拇、示指压迫动物口角部位使其张口,右手用镊子夹住药片放于动物舌根部位,然后让动物闭口吞咽下药物。

（2）液体药物灌服:小白鼠与大白鼠一般由一人操作,左手捏持小白鼠头、颈、背部皮肤,或握住大白鼠以固定动物,使动物腹部朝向术者,右手将连接注射器的硬质胃管由口角处插入口腔,用胃管将动物头部稍向背侧压迫,使口腔与食管成一直线,将胃管沿上颚壁轻轻插入食道,小白鼠一般用 3cm,大白鼠一般用 5cm 的胃管（图 2-3-13）。插管时应注意动物反应,如插入顺利,动物安静,呼吸正常,可注入药物;如动物剧烈挣扎或插入有阻力,应拔出胃管重插,如将药物灌入气管,可致动物立即死亡。

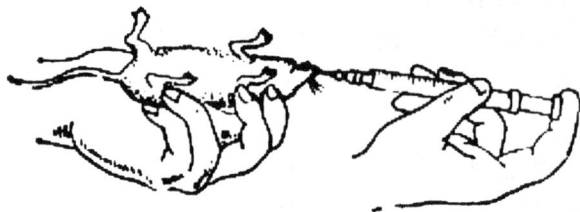

图 2-3-13　小鼠灌胃法

给家兔灌服时宜用兔固定箱或由两人操作。助手取坐位,用两腿夹住动物腰腹部,左手抓兔双耳,右手握持前肢,以固定动物;术者将木制开口器横插入兔口内并压住舌头,将胃管经开口器中央小孔沿上腭壁插入食道约 15cm,将胃管外口置一杯水中,看是否有气泡冒出,检测是否插入气管,确定胃管不在气管后,即可注入药物(图 2-3-14)。

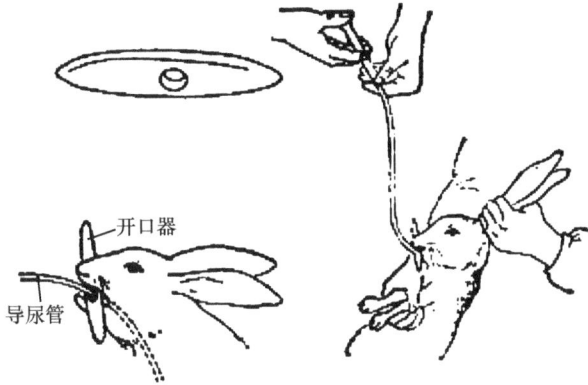

图 2-3-14 家兔灌胃法

(二) 注射给药

1. 淋巴囊注射 青蛙与蟾蜍皮下有多个淋巴囊,注射药物易于吸收,适合于该类动物全身给药(图 2-3-15)。常用注射部位为胸、腹和股淋巴囊。为防止注入药物自针眼处漏出,胸淋巴囊注射时应将针头刺入口腔,由口腔组织穿刺到胸部皮下,注入药物。股淋巴囊注射时应由小腿刺入,经膝关节穿刺到股部皮下,注射药液量一般为 0.25~0.5ml(图 2-3-16)。

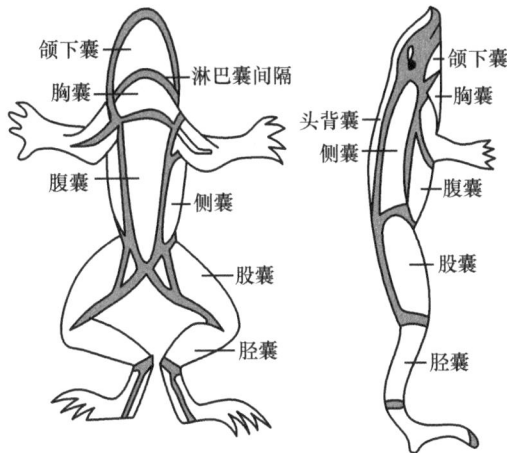

图 2-3-15 蛙的皮下淋巴囊

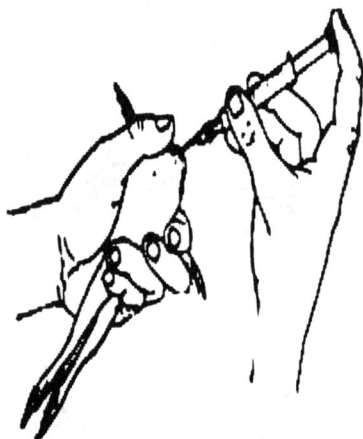

图 2-3-16　蛙的胸淋巴囊注射法

2. 皮下注射　皮下注射是将药物注射于皮肤与肌肉之间,适合于所有哺乳动物。实验动物皮下注射一般应由两人操作,熟练者也可一人完成。由助手将动物固定,术者用左手捏起皮肤,形成皮肤皱褶,右手持注射器刺入皱褶皮下,将针头轻轻左右摆动,如摆动容易,表示确已刺入皮下,再轻轻抽吸注射器,确定没有刺入血管后,将药物注入(图 2-3-17)。拔出针头后应轻轻按压针刺部位,以防药液漏出,并可促进药物吸收。

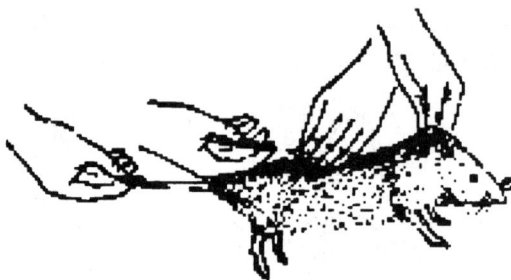

图 2-3-17　小白鼠皮下注射

3. 肌内注射　肌内血管丰富,药物吸收速度快,故肌内注射适合于几乎所有水溶性和脂溶性药物,特别适合于犬、猫、兔等肌肉发达的动物。而小白鼠、大白鼠、豚鼠因肌肉较少,肌内注射稍有困难,必要时可选用股部肌肉。肌内注射一般由两人操作,小动物也可由一人完成。助手固定动物,术者用左手指轻压注射部位,右手持注射器刺入肌肉,回抽针栓,如无回血,表明未刺入血管,将药物注入,然后拔出针头,轻轻按摩注射部位,以助药物吸收。

4. 腹腔注射　腹腔吸收面积大,药物吸收速度快,故腹腔注射适合于多种刺激性小的水溶性药物的用药,并且是啮齿类动物常用给药途径之一。腹腔注射穿刺部位一般选在下腹部正中线两侧,该部位无重要器官。腹腔注射可由两人完成,熟练者也可一人完成。助手固定动物,并使其腹部向上,术者将注射器针头在选定部位刺入皮下,然后使针头与皮肤成45°角缓慢刺入腹腔,如针头与腹内小肠接触,一般小肠会自动移开,故腹腔注射较为安全。刺入腹腔时,术者可有阻力突然减小的感觉,再回抽针栓,确定针头未刺入小肠、膀胱或血管后,缓慢注入药液(图2-3-18)。

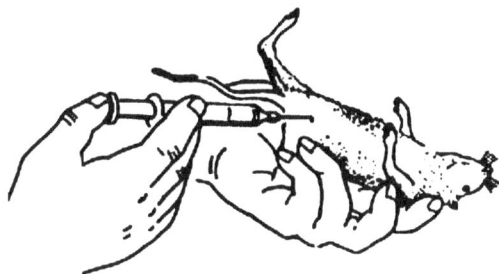

图 2-3-18 小白鼠腹腔注射

5. 静脉注射 静脉注射将药物直接注入血液,毋需经过吸收阶段,药物作用最快,是急、慢性动物实验最常用的给药方法。静脉注射给药时,不同种类的动物由于其解剖结构的不同,应选择不同的静脉血管。

(1)兔耳缘静脉注射:将家兔置于兔固定箱内,没有兔固定箱时可由助手将家兔固定在实验台上,并特别注意兔头不能随意活动。剪除兔耳外侧缘被毛,用乙醇轻轻擦拭或轻揉耳缘局部,使耳缘静脉充分扩张(图2-3-19)。用左手拇指和中指捏住兔耳尖端,示指垫在兔耳注射处的下方(或以示指、中指夹住耳根,拇指和无名指捏住耳的尖端),右手持注射器由近耳尖处将针(6号或7号针头)刺入血管。再顺血管腔向心脏端刺进约1cm,回抽针栓,如有血表示确已刺入静脉,然后由左手拇指、示指和中指将针头和兔耳固定好,右手缓慢推注药物入血液(图2-3-20)。如感觉推注阻力很大,并且局部肿胀,表示针

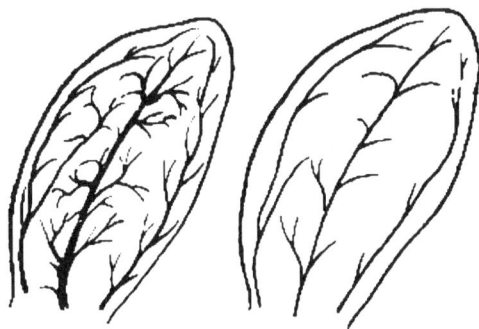

图 2-3-19 兔耳缘静脉示意图

头已滑出血管,应重新穿刺。注意兔耳缘静脉穿刺时应尽可能从远心端开始,以便重复注射。

(2)大白鼠和小白鼠:将鼠置于特制的固定筒内或扣于烧杯中,使尾巴露出,

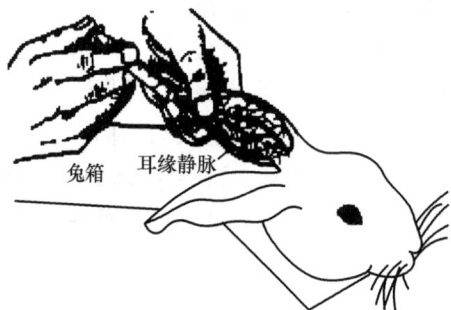

图 2-3-20 兔耳缘静脉注射

用酒精或二甲苯棉球涂擦尾部,也可将鼠尾在 50℃ 热水中浸泡半分钟,使血管扩张。用左手拉住尾尖,选择扩张明显的血管,右手持注射器(选用 4 号针头),将针头刺入尾静脉,推入药液(尾静脉有 3 根,左右两侧及背部各 1 根,左右两侧尾静脉较固定,多采用)。

(3)犬:常用的注射部位是后肢小隐静脉和前肢内侧皮下头静脉。注射前由助手将动物侧卧,剪去注射部位的被毛,用胶皮带扎紧(或用手抓紧)静脉近端,使血管充盈,从静脉的远端将注射针头平行刺入血管,待有回血后,松开绑带(或两手)缓缓注入药液。

五、常用采血方法

血液常被比喻为观察内环境的窗口,在需要检测内环境变化的生理实验中常需要采取血液样本。因实验动物解剖结构和体型大小差异,及所需血量的不同,取血方法不尽相同。

1. 兔

(1)耳中央动脉取血:乙醇涂擦耳中央动脉部位,使其充分扩张,用注射器刺入耳中央动脉抽取动脉血样,一次性取血时也可用刀片切一小口,让血液自然流出,收取血样;取血后用棉球压迫局部,予以止血。

(2)股动脉取血:将家兔仰卧位固定。术者左手以动脉搏动为标志,确定穿刺部位,右手将注射器针头刺入股动脉,如流出血为鲜红色,表示穿刺成功,应迅速抽血,拔出针头,压迫止血。

(3)耳缘静脉取血:耳缘静脉可供采取少量静脉血样,方法与前述耳缘静脉注射给药相似。

(4)心脏穿刺取血:将家兔仰卧位固定,剪去心前区被毛,用碘酒消毒皮肤。术者用装有 7 号针头的注射器,在胸骨左缘第三肋间或在心跳搏动最显著部位刺入心脏,刺入心脏后血液一般可自动流入注射器,或者边刺入边抽吸,直至抽出血液。抽血后迅速拔出针头。心脏取血可获得较大量的血样。

[注]:如需要抗凝血样时,应事先在注射器或毛细管内加入适量抗凝剂,如枸橼酸钠或肝素,将其均匀浸润注射器或毛细管内壁,然后烘干备用。

2. 大白鼠和小白鼠

(1)断尾取血:固定动物,露出尾部,用二甲苯擦拭尾部皮肤或将鼠尾浸于

45～50℃的热水中数分钟,使其血管充分扩张,然后擦干,剪去尾尖数毫米,让血自行流出,也可从尾根向尾尖轻轻挤压,促进血液流出,同时收集血样,取血后用棉球压迫止血。该方法取血量较少。

(2)眼球后静脉丛取血:术者用左手抓持动物,拇指、中指从背侧稍用力捏住头颈部皮肤,阻断静脉回流,示指压迫动物头部以固定,右手将一特制的毛细吸管自内眦部(眼睑和眼球之间)插入,并沿眼眶壁向眼底方向旋转插进,直至有静脉血自动流入毛细吸管,取到需要的血样后,拔出吸管。

(3)心脏取血:适用于取血量较大时,方法与家兔心脏取血相同,但所用针头可稍短。

六、急性动物实验常用手术方法

1. 切口和止血 切开兔、猫、犬等动物皮肤前必须剪毛,剪毛用弯头剪或粗剪刀,不可用组织剪及眼科剪。剪毛范围应大于切口长度。为避免剪伤皮肤,可一手将皮肤绷平,另一手持剪刀平贴于皮肤逆着毛的朝向剪毛。剪下的毛应及时放入盛水的杯中浸湿,以免到处飞扬。施行皮肤切口前,要选定切口部位和范围,必要时做出标志。切口的大小根据实验要求而定,切皮时,手术者一手的拇指和示指绷紧皮肤,另一手持手术刀,以适当力度一次切开皮肤和皮下组织,直至肌层。用几把皮钳夹住皮肤切口边缘暴露手术野,以便进一步进行分离、结扎等操作。在手术过程中应保持手术野清晰,防止血肉模糊,以便手术操作和实验观察。因此应注意避免损伤血管,如有出血要及时止血。止血的方法有:①组织渗血:可用温热盐水纱布压迫、明胶海绵覆盖等方法;②较大血管出血应用止血钳夹住出血点及其周围少许组织,结扎止血;③骨组织出血,先擦干创面,再及时用骨蜡填充凝血止血;④肌肉的血管丰富,肌组织出血时要与肌组织一同结扎。为避免肌组织出血,在分离肌肉时,若肌纤维走向与切口一致,应钝性分离;若肌纤维走向与切口不一致,则应采取两端结扎、中间切断的方法。干纱布只用吸血和压迫止血,不可用来揩擦组织,以免组织损伤和刚形成的血凝块脱落。

2. 肌肉、神经与血管的分离 神经和血管都是易损伤组织,在分离过程中要细心、轻柔,以免损伤其结构与功能,切不可用有齿镊子剥离,也不可用止血钳或镊子夹持。分离时,掌握先神经后血管、先细后粗的原则。分离较大的神经和血管时,应先用蚊式止血钳将其周围的结缔组织稍加分离,然后用大小适宜的止血钳沿分离处插入,顺神经或血管的走向逐步扩大,直至将神经血管分离出来,在分离细小的神经和小血管时,要用玻璃分针小心操作,须特别注意保持局部的自然解剖位置,不要把结构关系搞乱。如需切断血管分支,应采用两端结扎中间剪断的方法,分离完毕后,在神经和血管的下方穿已浸透生理盐水的丝线,供提起或结扎之用。

然后,盖上一块盐水纱布,防止组织干燥;或在创口内加适量温液状石蜡(37℃左右),使神经浸泡其中。

3. 兔颈部手术　包括颈外静脉、颈总动脉、气管、神经的分离和插管术。其步骤如下:

(1) 局部或全身麻醉(见麻醉药品):如局麻,在手术野皮下,用 10g/L 普鲁卡因溶液 3~4ml 做局部浸润麻醉。

(2) 剪毛:将兔仰卧固定于兔台上,剪去颈部手术野的毛(甲状软骨至胸骨上缘)。

(3) 皮肤切口:术者用左手拇指和示指撑平皮肤,右手持手术刀,从甲状软骨沿正中线向下作 5~6cm 皮肤切口至胸骨上缘。

(4) 颈部血管和气管的暴露和分离(图 2-3-21)

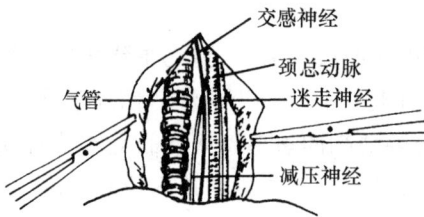

图 2-3-21　颈部分离

1) 颈外静脉:位于颈部皮下,胸锁乳突肌外缘,仔细分离 1.5~2cm 长,穿两线备用。

2) 气管:在正中线逐层分离皮下组织,筋膜和肌肉,即可见气管。在其下穿一条粗线备用。

3) 颈总动脉和神经:位于气管两侧,分离覆于气管上的胸骨舌骨肌和侧面斜行的胸锁乳突肌,深处可见颈动脉鞘。细心分离鞘膜,即见搏动的颈总动脉和神经。三条神经中,以迷走神经最粗,交感神经其次,减压神经最细(如头发粗细)。各分离出 2~3cm,下方穿线备用。注意分离时切忌损伤神经和血管,并随时用温热生理盐水湿润神经。

兔头颈部血管及神经见图 2-3-22。

4. 兔、猫、犬股部手术　股部手术是为了分离股动、静脉并进行插管,供放血、输血、输液及注射药物之用。其步骤如下:

(1) 动物麻醉、仰卧固定,剪去股三角区被毛。

(2) 用手触摸股动脉搏动,辨明动脉走向。沿动脉走行方向在皮肤上做 3~5cm 长的切口。

(3) 用血管钳分离皮下组织及筋膜,即看到股动、静脉和神经。三者的位置由外向内依次为股神经、股动脉和股静脉。

(4) 以蚊式钳小心地将股神经首先分出,然后再分离股动脉与股静脉之间的结缔组织,注意勿损伤血管小分支,分离出 2~3cm 长的股动脉或股静脉。

(5) 分别在远心端结扎血管,并用动脉夹夹闭近心端血管。在动脉夹后穿线,以备固定插管用。用眼科剪朝心脏方向将血管剪一小口(剪口尽量靠近远端),然

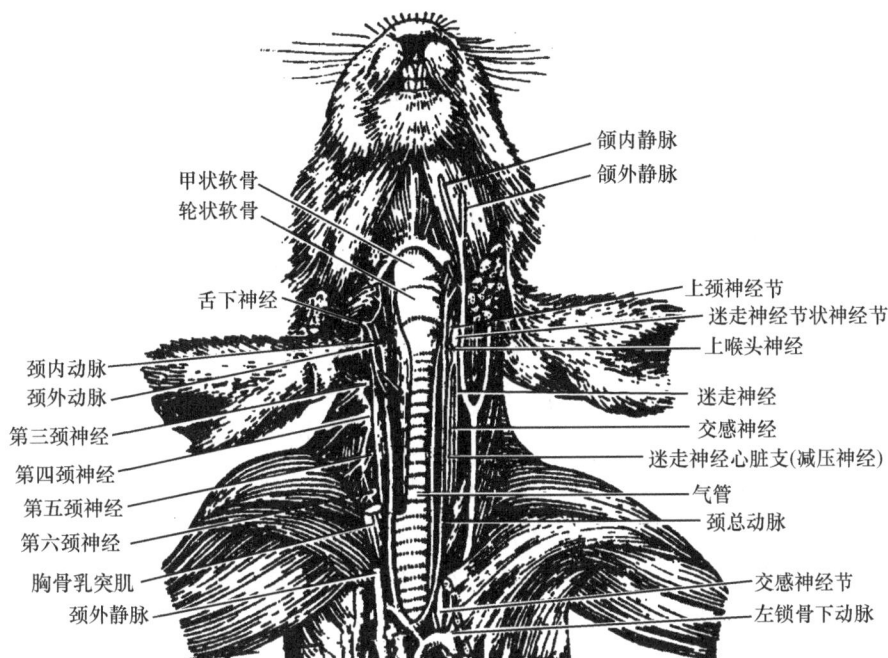

图 2-3-22 兔头颈部血管及神经

后用一连接注射器的塑料插管,从剪口处沿向心方向插入血管内(注意插入时,管尖端与血管保持平行,勿使尖端戳破血管)。插入 2~3cm,用结扎线固定。

5. 开颅术 在研究中枢神经系统的功能时(如大脑皮层诱发电位、皮层机能定位等),往往需打开颅骨,安置或埋藏各种电极、导管。颅骨开口及位置大小视实验需要而定,现以兔为例介绍开颅方法。动物麻醉后行气管插管术,固定兔于脑立体定位仪上。剪去头顶部的毛,沿矢状线切开头皮,分离皮下组织及肌肉,钝性分离骨膜,暴露前囟、人字缝和矢状缝。确定开颅位置后,在其中心钻一小孔。调好颅骨钻头的钻进深度(兔一般为 2~3cm),将钻头中心轴插入小孔,垂直向下压并旋转钻头。钻至内髓板时有突破感,此时应减轻力度,缓缓钻进,以免损伤硬脑膜及脑组织,当旋转至有明显突破感时则可打开颅骨。如需扩大颅骨开口,可用咬骨钳一点点咬除,不能大块撕扯,以免出血不止。咬除矢状静脉窦处的颅骨时尤须小心。一般应保留前囟、人字缝等骨性标志。如需剪除硬脑膜,可用弯针尖挑起,用眼科剪小心剪开,勿损伤皮层小血管。

6. 气管插管术 在哺乳动物急性实验中,为保护呼吸通畅,一般均需做气管插管术。犬、兔、猫、大白鼠等所用的气管切开术方法相同。其操作步骤为:使动物背卧位固定于手术台上,剪去颈前区被毛,于喉头下方作正中切口(长短因动物大小而异,兔一般为 5cm 左右,犬可稍长)。用止血钳分离皮下组织,再沿正中纵向钝性分离左右侧胸骨舌骨肌,暴露气管,分离气管两侧及其与食管之间的结缔组织,游离气管并在其下方穿一较粗的棉线。于甲状软骨下方 0.5~1cm 处作一"⊥"形切口,横切口长度约为气管直径的 1/3。然后向下推入气管插管,用事先在气管下方穿好的棉线在切口稍下方做一结扎,再将结扎线固定于"Y"形气管插管一侧分支处,以防插管滑脱。如气管内有较多分泌物或血液,应先清除,再插管。插管后如动物突然出现呼吸急促,可能因为气道不畅,应及时进行处理。

7. 血管插管术 为进行动、静脉血压观察以及抽取血样或经静脉给药等操作,需进行血管插管术。动脉插管常取颈总动脉、股动脉。静脉插管常取股静脉、踝静脉。

(1) 颈总动脉插管术:将颈前区剪毛,正中切开皮肤约 5~6cm,分离皮下组织,钝性分离肌肉,在气管两侧找到颈总动脉鞘。小心分开鞘膜,分离颈总动脉,在其下方穿两根丝线。于颈总动脉远心端结扎,并在结扎线下方 2cm 处用动脉夹夹住动脉的近心端。插管的另一端连于血压换能器或水银检压计,检查检压系统,先确保无漏水及气泡存在。用眼科剪在尽可能靠远心端结扎处剪一 45°斜口,占管径的一半,然后将充满肝素盐水(或静脉注射肝素 500U/kg 全身肝素化)的动脉插管向心脏方向插入血管 0.5~1cm,穿好的线结扎固定于套管的侧管上,以防滑脱。应注意保持插管与动脉的方向一致,防止插管尖刺破血管。小心松开动脉夹,即可见血液冲入动脉插管,开动记录仪进行描记。

(2) 股静脉插管术:于腹股沟处沿血管走向作一 3~5cm 切口,用止血钳分离肌肉和深筋膜,暴露出股神经和血管。一般股静脉在内侧,股动脉在外侧。股静脉壁薄易损,钝性分离股静脉,以免出血。静脉插管与动脉插管相似,但不需用动脉夹。

8. 急救措施 动物实验中,常因麻醉药过量、出血过多、分泌物或血块堵塞气管造成窒息以及某药物原因引起动物血压下降、呼吸不规则。此时应立即处理。

(1) 排除原因:迅速查明原因,并中断诱因,如止血、停药、排除分泌物等。

(2) 急救方法

1) 麻醉药过量:①呼吸极慢不规则,但心跳正常时,给予人工呼吸,适当给予苏醒剂(表 2-3-1)。②呼吸停止仍有心跳,给予人工呼吸,注射 50% 葡萄糖液 5~10ml,给肾上腺素及苏醒剂。必要时可使用人工呼吸机或吸氧,吸入气中 O_2 占 95%,CO_2 占 5%。③呼吸、心跳均停止时,用 1∶10 000 肾上腺素心内注射,其余同②。为防止麻醉剂过量,注射速度一定不要过快,严密观察动物状况,若是追加麻醉剂,一次不宜超过总量的 1/5。

2) 失血过多,血压下降:①立即止血,暂停实验。②加快输液(生理盐水)速度,增加血容量。③静注 1∶10 000 肾上腺素。④注意保温,待血压恢复正常后再实验。

3）窒息：常见于麻醉后，因为气管分泌物增多或气管切口处的血凝块堵塞气管而引起的窒息，此时可见动物呼吸不规则甚至呼吸困难，应用棉签清除干净气管、气管插管内的分泌物及血凝块。必要时拔出气管插管冲洗。

4）药物或其他原因：在用乙酰胆碱、氯化钾等药物时，常因剂量过多而致血压下降，甚至心脏停搏（包括离体实验）。此时可使用 1 :10 000 肾上腺素；离体实验时可反复进行心脏灌注。实验期间有可能发生动脉插管因血凝块堵塞而不能描记血压等现象，故应仔细观察，采取有效措施，及时排除故障以保证实验的顺利进行。

常用苏醒剂及用法见表 2-3-1。

表 2-3-1　常用苏醒剂及用法

药品种类	作用中枢部位	效果	质量浓度（g/L）	剂量（ml/kg）及给药途径	对抗何种麻醉剂
咖啡因	大脑	心跳加快	100	0.1，静脉注射	吗啡及巴比妥类
苯丙胺	大脑	提高氧化耐受力	10	0.1~1，静脉或皮下注射	同上
印防己毒素	脑干	呼吸作用特明显对循环也有作用	10	兔1，静脉或皮下注射	巴比妥类
尼可刹米	整体中枢系统延脑呼吸中枢	同上作用极强	100	0.2~0.5，静脉或肌内注射	吗啡及其他
洛贝林	延髓，特别是呼吸中枢	呼吸加快血压升高	10	兔0.1~0.2，犬0.5~1，静脉或皮下注射	同上
二氧化碳	呼吸，心血管中枢	呼吸加快血压升高	体积分数5%~7%		同上

9. 实验动物的处死方法

（1）蟾蜍的处死方法：蟾蜍可将头部剪去。

（2）大白鼠和小白鼠的处死方法：

1）脊椎脱臼法：右手抓住鼠尾用力后拉，同时左手拇指与示指用力向下按住鼠颈，将脊髓与脑髓拉断，鼠立即死亡。

2）断头法：在鼠颈部用剪刀将鼠头剪掉，鼠因断头和大出血而死。

3）打击法：用手抓住鼠尾并提起，将其头部猛击桌角，或用小木锤用力敲击鼠头，使鼠致死。

（3）家兔的处死方法

1）空气栓塞法：向动物静脉内注入一定量空气，使之发生空气栓塞而致死。注入空气量，家兔约 10ml，可由耳缘静脉注入。

2）急性放血法：自动脉（颈动脉或股动脉）快速放血使动物迅速死亡。

七、常用生理溶液及配制方法

在进行离体器官或组织实验时，为了维持标本的"正常"功能活动，故须尽可能地使标本所处的环境因素与体内相近似。这些因素包括电解质成分、渗透压、酸碱度、温度，甚至某些营养物质。这样溶液称为生理代用液，或称生理溶液。最简单的生理溶液为 0.9%（恒温动物）或 0.65%（变温动物）的 NaCl 溶液，又称为生理盐水。但生理盐水的理化特性与体液（细胞外液）有很大不同，所以难以长时间维持离体器官或组织的正常活动。因此，S. Ringer 研制了能维持蛙心长时间跳动的溶液，称为林格液（任氏液）。自此以后许多生理学家以此为基础，按其工作需要配制成各种生理溶液（表 2-3-2）。

这些代用液不仅是电解质的晶体渗透压与体液相同，而且几种离子的比例、O_2 与葡萄糖的含量以及缓冲能力也与体液相同，用这些代用液能更长久地保持离体组织或器官的功能。

代用液不宜久置，故一般临用时配制。为方便配制起见，最好事先配好代用液所需的各种成分较浓的基础液（母液），临用时按所需量取基础液置于瓶中，加蒸馏水到定量刻度即可。在加入电解质成分时，应当注意的是，如配制时溶液中要求有 $NaHCO_3$ 或 NaH_2PO_4，而又需加入 $CaCl_2$ 时，则前两种盐都必须事先安全溶解而且充分稀释后，方可一面搅拌一面逐滴加入氯化钙，否则易产生 $CaCO_3$ 或 $Ca_3(PO_4)_2$ 沉淀物，使溶液混浊。葡萄糖应在临用时加入，因为含有葡萄糖的溶液不能久存。

表 2-3-2　配制生理代用液所需的基础溶液及所加量

成分	浓度(%)	林格液（Ringer 液）	洛克液（Locke 液）	蒂罗德液（Tyrode 液）
氧化钠	20	32.5ml	45.0ml	40.0ml
氧化钾	10	1.4ml	4.2ml	2.0ml
氯化钙	10	1.2ml	2.4ml	2.0ml
磷酸二氯钠	1	1.0ml	—	5.0ml
氧化镁	5	—	—	2.0ml
碳酸氢钠	5	4.0ml	2.0ml	20.0ml
葡萄糖		2.0g(可不加)	1.0~2.5g	1.0g
蒸馏水		加至 1000ml	加至 1000ml	加至 1000ml

注：配制成的生理代用液，要注意测定与校正溶液 pH，Ringer 液应校正到 pH 7.2，Locke 液和 Tyrode 液应校正到 pH 7.3~7.4。

八、实验动物用药剂量的计算方法

（一）按体表面积折算剂量

药物剂量的确定是实验研究的重要环节。当已知某种动物的药物剂量时，可以折算其他动物的剂量。

药物的剂量以往多用体重折算，如以 mg/kg 表示。最近的研究认为，许多药物的体内代谢与体表面积的关系比与体重的关系更为密切。如剂量用 mg/m^2 表示时，不同种类动物的剂量很接近（相当于等效剂量），即药物剂量与体表面积近似成正比。如用 mg/kg 表示剂量时，不同种类动物的剂量则相差很大。

体表面积（A，单位 m^2）不易测定，可用体型指数（R）与体重（W，单位 kg）估算：

$$A = RW^{2/3}$$

体型指数（R）：小鼠 0.05，大鼠 0.09，豚鼠 0.099，兔 0.093，犬 0.104，猴 0.111，人的 R 值为 0.1~0.11，高瘦者为 0.11，矮胖者及婴幼儿为 0.1。

（二）动物间剂量折算

在许多情况下，并不需计算体表面积。由于各动物的 R 值是固定的，如各动物假定一个"标准体重"，就容易按上式求出各动物间剂量的比例，见表 2-3-3（K 与 K_W 均以剂量最小者为 1.00，取 3 位有效数字）。

表 2-3-3　不同动物的剂量折算

动　物	小鼠	大鼠	豚鼠	兔	猫	猴	犬	人
标准体重（g）	20	200	400	1500	2000	4000	12000	60000
体重比例	1	10	20	75	100	200	600	3000
R（体型指数）	0.059	0.09	0.099	0.093	0.082	0.111	0.104	0.11
K（剂量折算体重）	1.00	7.08	12.4	28.0	29.9	64.3	125	353
K_W（千克体重剂量折算系数）	8.5	6.02	5.26	3.18	2.55	2.74	1.78	1.00

1. 动物符合标准体重时剂量的折算　在动物体重符合或基本符合标准体重时，可以方便地进行动物间的剂量折算。

例 1　20g 体重的小鼠每只剂量为 32mg，求 4kg 体重的猴的剂量。

解：因符合标准体重

猴每只剂量 = 32mg×64.3/1.00 = 2058.8mg

例2 体重为 12kg 的犬剂量为 15mg/kg,求 200g 大鼠的剂量(mg/kg)。

解:大鼠剂量 = 15×6.02/1.78 = 50.7mg/kg

2. 动物不符合标准体重剂量的折算 当动物不符合标准体重时,仍需利用上述求体表面积公式。

每只用量(绝对量)关系:

$$\frac{D_1}{D_2} = \frac{R_1 W_1^{2/3}}{R_2 W_2^{2/3}}$$

mg/kg 用量关系:

$$\frac{D_{W1}}{D_{W2}} = \frac{R_1 W_1^{2/3}/W_1}{R_2 W_2^{2/3}/W_2} = \frac{R_1 W_2^{1/3}}{R_2 W_1^{1/3}}$$

例1 猫 $W_2 = 3kg$, $D_2 = 20mg$, 求豚鼠 $W_2 = 0.3kg$ 时的 D_1。

解:按上述每只用量关系的公式,得

$$D_1 = \frac{R_1 W_1^{2/3}}{R_2 W_2^{2/3}} \times D_2 = \frac{0.099 \times 0.3^{2/3}}{0.082 \times 0.3^{2/3}} \times 20 = 5.2mg$$

例2 兔 $W_2 = 2.5kg$, $D_{W2} = 40mg/kg$, 求人 $W_1 = 70kg$ 时的 D_{W1}。

解:
$$D_{W1} = \frac{R_1 W_2^{1/3}}{R_2 W_1^{1/3}} \times D_{W2} = \frac{0.11 \times 2.5^{1/3}}{0.093 \times 70^{1/3}} \times 40 = 16mg/kg$$

当新药应用于病人时,从动物折算的人用量应减少。

3. 不同体重同种动物的剂量折算 同种动物剂量折算,因不涉及体型指数,较为简单,其绝对量直接与 $W^{2/3}$ 成正比。

例1 小鼠 $W_2 = 20g$ 时,每只剂量为 $D_2 = 5mg$, 求其 $W_1 = 40g$ 时的 D_1。

解:
$$D_1 = \frac{W_1^{2/3}}{W_2^{2/3}} \times D_2 = \frac{40^{2/3}}{20^{2/3}} \times 5 = 8mg$$

例2 犬 $W_2 = 10kg$ 时剂量的 $D_{W2} = 20mg/kg$, 求其 $W_1 = 25kg$ 时的 D_{W1}。

解:
$$D_{W1} = \frac{W_1^{2/3}}{W_2^{2/3}} \times D_{W2} = \frac{10^{1/3}}{25^{1/3}} \times 20 = 14.7mg/kg$$

(三) 实验动物用药剂量的计算方法的其他一些问题

(1) 合理的剂量一般可利用前人的经验参照试用。若查不到待试药物的剂量而有其他种类动物的剂量,可以做动物间的剂量换算。由于动物对药物敏感性存在着种属差异,按上述方法折算的剂量只是参考值,还需通过实验进一步确定。

(2) 动物剂量也可通过实验获得。一般从较小剂量开始,如前一剂量的药物效应很小时,对整体动物增加至 3 倍剂量通常不会产生过强的反应。离体器官的剂量可按 5~10 倍递增。

（3）人用的剂量首先要考虑安全,对新药的临床使用要特别慎重,不要将动物折算过来的剂量随便用于人身上。有研究者认为上述折算法计算出的最大耐受量的 1/3 可作为较安全的试用量。试用后如未出现药效或出现不良反应,此时增加一倍量不会引起严重中毒,随着剂量的递增,每次增加的比例要逐步减少到 30% ~ 35% 。

（4）与受试者对药物敏感性有关。在一些接受电流刺激的实验中,动物或组织敏感性可逐渐下降;有些药物经反复应用后,受试者对其敏感性下降或出现耐受性。

（张顺杰）

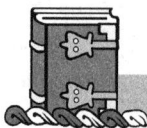

第三章 生理学实验选编

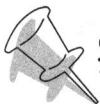

实验一 坐骨神经-腓肠肌标本的制备

【实验目的】

1. 学习急性离体实验的实验方法。
2. 通过本实验熟悉刺激、兴奋、兴奋性和可兴奋组织的概念。
3. 掌握蛙坐骨神经-腓肠肌标本的制备方法。

【实验原理】

坐骨神经和腓肠肌属于可兴奋组织,把蛙的坐骨神经-腓肠肌标本置于林格液中其兴奋性在几个小时内保持不变,若给予坐骨神经适宜的刺激,可使神经和肌肉产生兴奋,肉眼可以看到肌肉的收缩和舒张,因而可利用此标本来观察神经和肌肉基本活动。

【实验对象】

青蛙或蟾蜍。

【实验器材与药品】

蛙类手术器械(每套包括粗剪刀一把、组织剪一把、眼科剪一把、金属探针一支、眼科镊子一把、滴瓶一套、蛙板一个、玻璃皿一个、玻璃分针两支、手术线若干、蛙钉四个)、锌铜弓、林格液。

【方法和步骤】

1. 破坏脑脊髓 取蟾蜍一只置于左手掌上,左中指和无名指夹住其前肢,小指背抵住其骶部,使后肢悬空,拇指轻放于背部,示指压其头部前端使其尽量前俯,以便枕骨大孔定位。右手将探针自枕骨大孔处垂直刺入约 2mm,随后将探针向上进入颅腔,左右摆动,彻底捣毁脑组织;再将探针退出至枕骨大孔处,向后下刺入椎管,捻动探针完全捣毁整个脊髓(图 3-1-1)。脑脊髓完全破坏的标志是:下颌呼吸运动消失,反射消失,四肢松软。

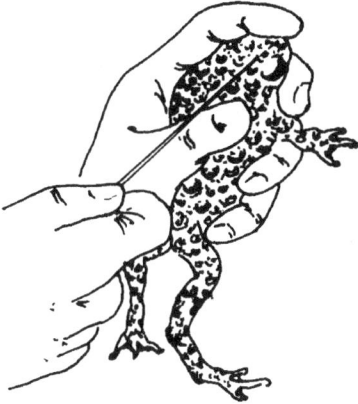

图 3-1-1　破坏蟾蜍脑脊髓

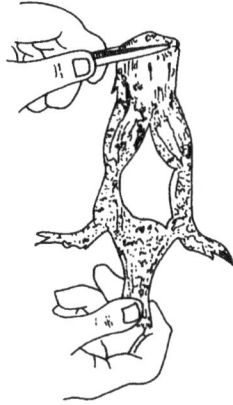

图 3-1-2　去皮

2. 剪去躯干上部和内脏　左手握住蟾蜍后肢,此时躯干上部及内脏即全部下垂。右手持粗剪刀在骶髂关节前 1~1.5cm 处,剪断脊柱,剪除上部躯干及内脏组织,注意勿损伤神经。

3. 剥皮　用左手夹住脊柱,注意不要碰到神经,右手捏住皮肤,用力向下剥除皮肤(图 3-1-2)。皮肤全部剥除后,将标本置于盛有林格液的培养皿中。

4. 洗净双手和用过的全部手术器械。

5. 分离两腿　避开坐骨神经,用粗剪刀从背侧剪去尾骨,然后沿中线将脊柱剪成左右两半,再从耻骨联合中央剪开两腿,将两下肢标本浸入盛有林格液的培养皿中保存。

6. 完成坐骨神经-腓肠肌标本(图 3-1-3)

(1) 分离坐骨神经:取出一下肢,用蛙钉固定于蛙板上,固定时要注意,坐骨神经和腓肠肌朝上。先用玻璃分针沿脊柱侧游离腹腔部坐骨神经,然后循股二头肌和半膜肌之间的坐骨神经沟纵向分离,暴露大腿部分的坐骨神经直至腘窝,将坐骨神经在根部结扎并剪断。轻提结扎线,将坐骨神经游离至腘窝,在分离过程中,把神经周围的结缔组织去除干净,并剪除神经的细小分支,但要注意不要用金属器械触碰神经和过度牵拉神经,并注意滴加林格液使神经保持湿润。

(2) 完成坐骨神经-腓肠肌标本:把游离的坐骨神经搭在腓肠肌上,在跟腱下方穿线结扎跟腱,用组织剪在靠结扎线远端剪断跟腱,轻提跟腱上的结扎线使腓肠肌与小腿分离。从膝关节周围开始剪掉大腿所有的肌肉,用粗剪刀将股骨刮干净,然后在股骨中部剪去上段股骨(留 1cm 的股骨),于膝关节下方剪去小腿(注意保留完整的腓肠肌),完成坐骨神经-腓肠肌标本的制作。

(3) 检查标本的兴奋性:用林格液湿润的锌铜弓接触神经,如出现腓肠肌明显收缩,则表示标本的兴奋性良好,将标本放在林格液中备用。

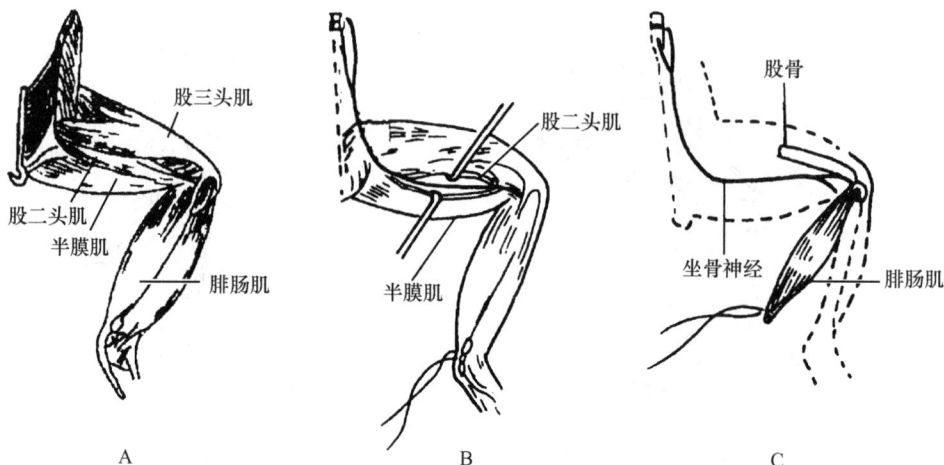

图 3-1-3　坐骨神经-腓肠肌标本

【注意事项】

1. 破坏脑脊髓要彻底。

2. 在分离过程中,把神经周围的结缔组织去除干净,并剪除神经的细小分支。

3. 注意不要用金属器械碰触神经,只能用玻璃分针分离神经;也不要对神经过度牵拉,且应滴加林格液使神经保持湿润。

4. 分离肌肉时,注意按层次进行。

5. 要保留一段股骨,以备固定标本之用。

【思考题】

1. 你的标本制作得怎样? 你有什么体会?

2. 为什么锌铜弓接触坐骨神经就能使腓肠肌发生收缩?

（王　鹿）

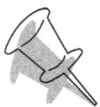

实验二　不同的刺激强度、刺激频率对骨骼肌收缩的影响

【实验目的】

1. 熟悉急性离体实验的实验操作方法。

2. 观察不同的刺激频率、刺激强度与肌肉收缩之间的关系。

【实验原理】

一条坐骨神经干是由许多兴奋性不同的神经纤维所组成的。保持足够的刺激时间不变,刚能引起其中兴奋性较高的神经纤维产生兴奋,表现为受这些神经纤维支配的肌纤维发生收缩,此时的刺激强度即为这些神经纤维的阈强度,具有此强度的刺激叫阈刺激。随着刺激强度的不断增加有较多的神经纤维兴奋,肌肉的收缩反应也相应逐步增大,当刺激强度增大到某一值时,神经中所有的纤维均兴奋,此时的肌肉做最大的收缩。再继续增加刺激强度,肌肉的收缩反应不再继续增大。能够引起整束神经或肌肉全部纤维兴奋的最小刺激强度的刺激称为最大刺激。

用最大刺激以不同频率刺激神经时,若刺激频率较低,每次刺激的间隔时间超过肌肉单收缩的时程,则肌肉出现一连串的单收缩;若刺激频率逐渐增加,使每后一次收缩都发生在前一次收缩的舒张期,肌肉表现为不完全强直收缩;若使每后一次收缩都发生在前一次收缩的收缩期,肌肉则表现为完全强直收缩。

【实验对象】

青蛙或蟾蜍。

【实验器材与药品】

蛙类手术器械、铁架台、双凹夹、张力换能器(50g 量程)、锌铜弓、肌动器、污物缸、林格液、BL-420 生物信号采集处理系统。

【方法和步骤】

1. 制备坐骨神经-腓肠肌标本(参照实验一:坐骨神经-腓肠肌标本的制作)
(1)破坏脑脊髓。
(2)剪去躯干上部及内脏。
(3)剥皮。
(4)洗净双手和用过的全部手术器械。
(5)游离坐骨神经和腓肠肌。

2. 连接实验装置
(1)将张力换能器固定在铁支架上,肌动器固定在铁架台的双凹夹上,且与换能器平行(参照图 3-2-1)。
(2)把标本中预留的股骨固定在肌动器上,坐骨神经搭在肌动器的刺激电极上,刺激电极与计算机刺激输出相连,腓肠肌的跟腱结扎线固定在换能器上,此线不易太紧或太松,保持一定的前负荷,且与桌面垂直。
(3)把坐骨神经放在刺激保护电极上,保持神经与刺激电极接触良好。Med-Lab 生物信号采集处理系统的刺激输出连接保护电极,启动 BL-420 生物信号采集

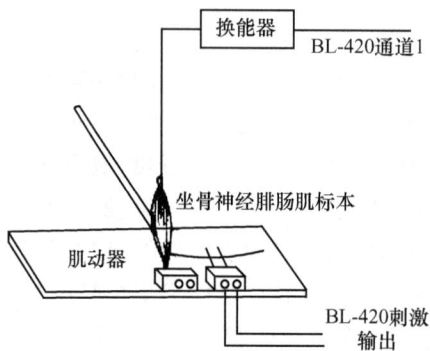

图 3-2-1　离体坐骨神经、腓肠肌标本实验装置

处理系统。

3. 实验观察

（1）观察不同刺激强度对腓肠肌收缩的影响（图 3-2-2）：点击 BL-420 生物信号采集处理系统界面"实验项目"，选择"神经肌肉实验"子菜单"刺激强度与反应的关系"。选用适当的最初刺激强度（50~70mV），可以采用程控或非程控刺激方式，调节适当的刺激间隔（2s）和刺激增量（3~5 mV）。逐渐增大刺激强度，找出刚能引起肌肉出现微小收缩的刺激强度（阈强度）。继续增强刺激强度，观察肌肉收缩反应是否也相应增大。继续增强刺激强度，直至肌肉收缩曲线不能继续升高为止。找出刚能引起肌肉出现最大收缩的最小的刺激强度，即最大刺激强度。

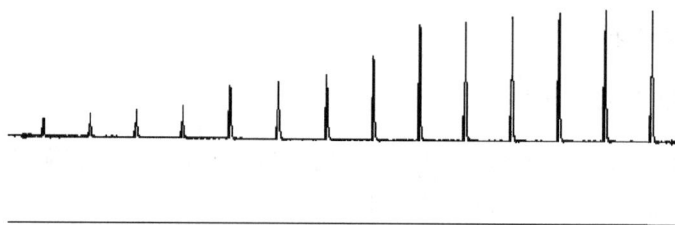

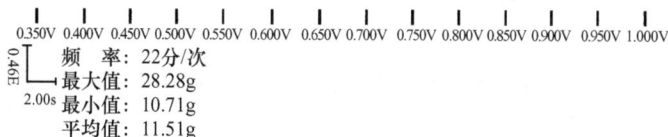

频　率：22分/次
最大值：28.28g
最小值：10.71g
平均值：11.51g

图 3-2-2　刺激强度与反应的关系

（2）观察不同刺激频率对腓肠肌收缩的影响（图 3-2-3）：点击 BL-420 菜单"实验项目"，选择"神经肌肉实验"中的"刺激频率与反应之间的关系"模式，将单收缩

的频率定为 0.5~1Hz、不完全强直收缩频率定为 8~10Hz、完全强直收缩频率定为 25~30Hz,引导出单收缩、不完全强直收缩、完全强直收缩。

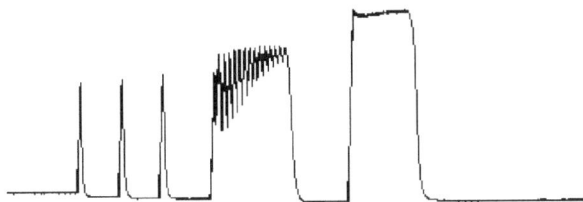

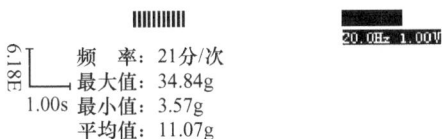

6.18E

1.00s

频　率: 21分/次

最大值: 34.84g

最小值: 3.57g

平均值: 11.07g

20.0Hz 1.00V

图 3-2-3　刺激频率与反应的关系

【实验结果】

将观察到的结果打印输出或描画于报告上。

【注意事项】

1. 制备神经肌肉标本以及实验操作过程中,要不断滴加林格液以防标本干燥而丧失正常生理活性。

2. 操作过程中应避免强力牵拉和夹捏神经肌肉。

3. 每次刺激之后必须让肌肉有一定的休息时间(0.5~1.0 分钟)。

4. 如果肌肉在未给刺激时即出现挛缩,可能是由于仪器漏电或经典感应等原因引起,应检查仪器接地是否良好。

5. 找准最大刺激强度,不能刺激过强而损伤神经。

【思考题】

1. 本实验肌肉收缩的潜伏期内,神经肌肉标本发生了哪些变化?

2. 为什么肌肉强直收缩时曲线可以融合起来,肌肉动作电位能否融合?

3. 同一块肌肉,其单收缩、复合收缩和强直收缩的高度是否相同? 为什么?

（王　鹿）

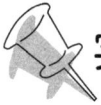

实验三　神经干动作电位及其传导速度的测定

【实验目的】

学习记录神经干复合动作电位方法,掌握动作电位的测量,了解神经兴奋传导速度及其测定方法,加深理解兴奋性和兴奋传导的概念。

【实验原理】

神经干动作电位是神经兴奋的客观标志,给具有兴奋性的神经干以一定强度的刺激,会产生动作电位,处于兴奋部位的膜外电位负于静息部位。当神经冲动通过后,兴奋处的膜外电位又恢复到静息时水平。神经干兴奋过程所发生的这种膜电位变化称神经干动作电位。

如果两引导电极置于正常完整的神经干表面,当神经干一端兴奋后,兴奋波先后通过两个引导电极处,可记录到两个方向相反的电位偏转波形,称为双相动作电位。如果两个引导电极之间的神经组织有损伤,兴奋波只通过第一个引导电极,不能传导至第二个引导电极,则只能记录到一个方向的电位偏转波形,称为单相动作电位。

神经干由很多神经纤维组成,故神经干动作电位与单根神经纤维的动作电位不同,它是由许多神经纤维动作电位综合成的综合性电位变化。此外,这是在细胞外记录,与细胞内记录不同。所以神经干动作电位幅度在一定范围内可随刺激强度的变化而变化。

测定神经冲动在神经干上传导的距离(s)与通过这些距离所需的时间(t),即可根据 $v=s/t$,求出神经冲动的传导速度。

【实验对象】

蟾蜍或蛙。

【实验器材与药品】

蛙类手术器械、标本屏蔽盒、带电极的接线若干、林格液、BL-420 生物信号采集处理系统。

【方法和步骤】

1. 制备蟾蜍坐骨神经干标本 标本制备方法与坐骨神经-腓肠肌标本制备方法大体相同。应注意:

(1)神经干应尽可能分离得长一些。要求上自脊椎附近的主干,下沿腓总神经与胫神经一直分离至踝关节附近为止。

(2)神经干分离过程中切勿损伤神经组织,以免影响实验效果。

(3)神经两端要用细线扎住,然后浸于林格液中备用。

2. 连接实验装置

(1)按图 3-3-1 连接神经标本盒与 BL-420 生物信号采集系统的连线。

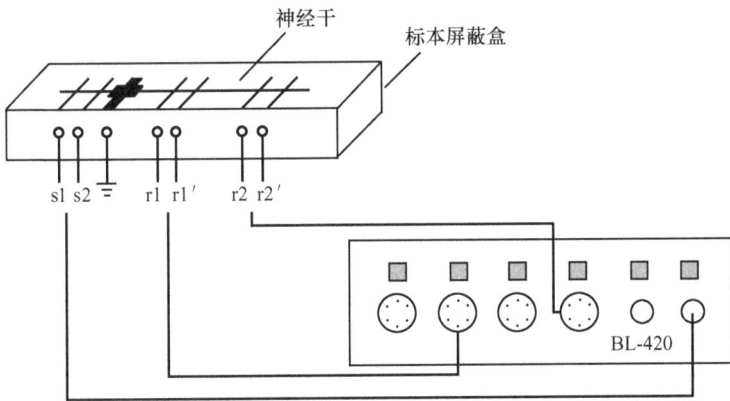

图 3-3-1 观察神经干动作电位及测定神经冲动传导速度装置图

(2)标本屏蔽盒内衬以浸湿林格液的滤纸,以增加盒内空气湿度,防止神经干迅速干燥。

(3)将神经干标本放置在刺激电极、接地电极和引导电极上。

(4)打开计算机,启动 BL-420 生物信号采集处理系统。

3. 实验观察

(1)观察不同刺激强度对神经干动作电位的影响(图 3-3-2):点击 BL-420 菜单"实验项目",选择"神经干动作电位"。启动单刺激,逐渐增大刺激强度,找出刚能引起微小的神经干动作电位的刺激强度(阈强度)。继续增加刺激强度,神经干动作电位也相应增大,当动作电位增至最大时(不再随刺激强度而增大),该刺激强度即为最大刺激强度。

(2)仔细观察双相动作电位波形。读出最大刺激时,双相动作电位上、下相的幅度和整个动作电位持续时间。打印双相动作电位波形,测出其最大幅值及持续时间。

(3)观察把神经干标本放置方向倒换后,双相动作电位波形有何变化。

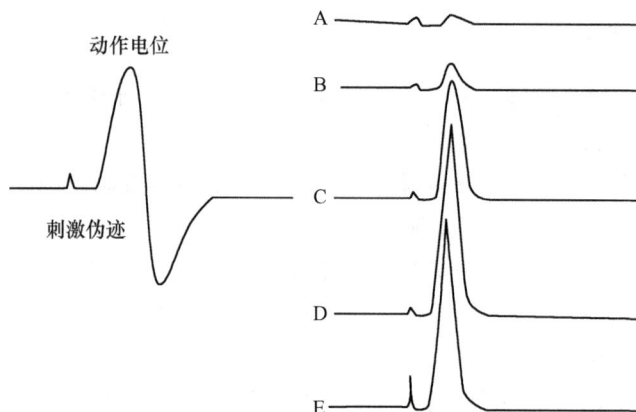

图 3-3-2　坐骨神经动作电位

A、B、C、D、E 依次显示动作电位幅度随刺激强度增大而增加

（4）测定动作电位传导速度（图 3-3-3）

1）给予神经干最大刺激强度的刺激，在通道 1、2 的采样窗中，可观察到先后形成的两个双相动作电位波形。

2）测量标本屏障盒中两对引导电极之间的距离 s。计算神经冲动的传导速度。

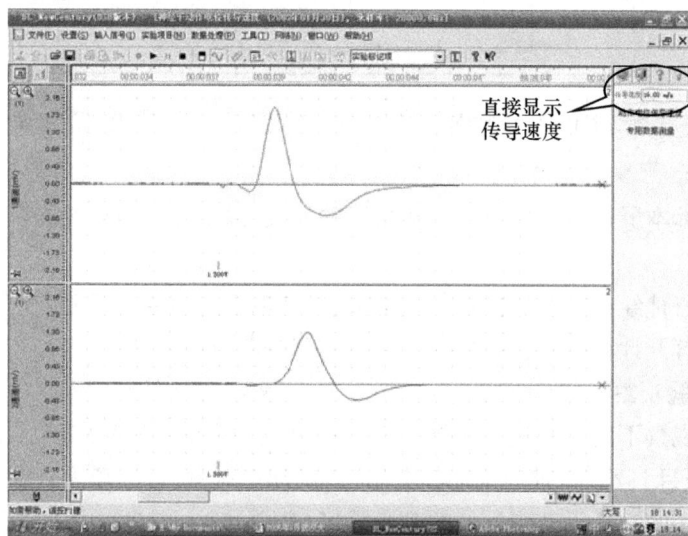

图 3-3-3　神经干兴奋传导速度（可比较显示）

（5）观察和测定单相动作电位波形

1）用镊子将两个记录电极之间的神经夹伤，再刺激时呈现单相动作电位。

2）读出最大刺激时单相动作电位的振幅值和整个动作电位持续时间数值。

3）比较单相动作电位的上升时间和下降时间的长短,并分析与双相动作电位波形的关系。打印单相动作电位波形,测出其最大幅值及持续时间。

【实验结果】

1. 找出阈刺激、最大刺激的数值。

2. 打印双相与单相动作电位波形,测出其最大幅值及持续时间。

3. 计算神经冲动的传导速度:$v=s/(t_2-t_1)$（m/s）。

【思考题】

1. 什么叫刺激伪迹? 应怎样鉴别? 刺激伪迹是如何发生的?

2. 神经干动作电位的幅度在一定范围内随着刺激强度的变化而变化,这是否与单一神经纤维动作电位的"全或无"性质相矛盾?

3. 倒置神经干后,动作电位有何变化? 为什么?

4. 双相动作电位的上、下两相的幅值为何不等?

5. 如果单用一对引导电极能否测出神经干动作电位的传导速度? 为什么?

（姚巧玲）

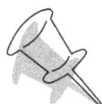

实验四　神经干不应期的测定

【实验目的】

了解蛙类坐骨神经干动作电位发生后,神经干自身的兴奋性的规律性变化。

【实验原理】

神经组织和其他可兴奋组织一样,在接受一次刺激产生兴奋以后,其兴奋性将会发生规律性的变化,依次经过绝对不应期、相对不应期、超常期和低常期,然后再回到正常的兴奋水平。为了测定神经发生一次兴奋后兴奋性的变化,采用双脉冲刺激,可先给予一个中等强度的阈上刺激,在神经发生兴奋后,按不同时间间隔给予第二个刺激,以第二个刺激是否引起动作电位以及幅度的改变来测定神经兴奋性变化规律,测出神经干的不应期。

【实验对象】

蟾蜍或蛙。

【实验器材与药品】

蛙类手术器械、标本屏蔽盒、带电极的接线若干、林格液、BL-420 生物信号采集处理系统。

【方法和步骤】

1. 制备蟾蜍坐骨神经干标本(方法同实验三"神经干动作电位及其传导速度的测定")。

2. 连接实验装置(同实验三"神经干动作电位及其传导速度的测定")。打开计算机,启动 BL-420 生物信号采集系统。

3. 实验观察

(1)点击 BL-420 菜单"实验项目",选择"肌肉神经实验"子菜单"神经干动作电位不应期的测定"。在两对记录电极之间夹伤神经干,记录单向动作电位。

(2)给予神经干最大刺激强度,逐步改变刺激间隔时间,随着双脉冲时间间隔的缩短,逐渐缩短两个刺激方波之间的间隔,可见第二个动作电位向第一个动作电位逐渐靠近,当第二个动作电位幅值开始减小时,记下刺激间隔(T_2);继续缩短刺激间隔直至第二个动作电位消失,记下此时的刺激间隔(T_1),动作电位开始至 T_1 为绝对不应期,T_1 至 T_2 大致为相对不应期(图 3-4-1)。

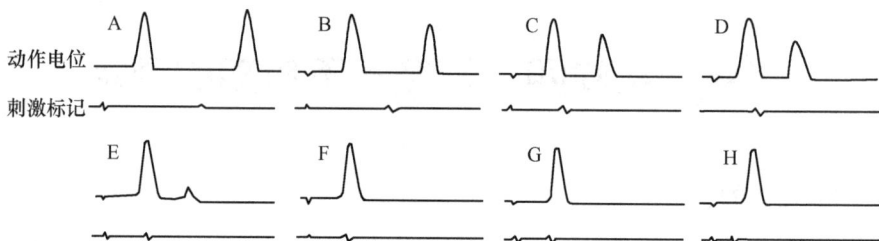

图 3-4-1 坐骨神经不应期的测定
上线:动作电位 下线:刺激脉冲

【实验结果】

1. 将观察到的结果打印输出或描画于报告上。
2. 标出神经干动作电位不应期。

【思考题】

1. 在接受一次刺激产生兴奋以后,神经干为什么会出现不应期?

2. 本实验中为什么要用最大刺激,而不用阈刺激?

(张建龙)

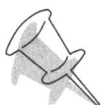

实验五　红细胞渗透脆性测定

【实验目的】

1. 学习测定红细胞渗透脆性的实验操作方法。
2. 理解细胞外液渗透张力对维持细胞正常形态和功能的重要性。

【实验原理】

正常情况下,红细胞内渗透压与血浆相等,约相当于 0.9% NaCl 溶液的渗透压。因此,将红细胞悬浮于等渗的 0.9% NaCl 溶液中时形态和容积可保持不变。如果把正常人的红细胞放入低渗的 NaCl 溶液中,则水进入红细胞使之破裂溶血。渗透脆性试验可反映红细胞渗透脆性的大小,正常红细胞在 0.40% ~ 0.45% NaCl 溶液中开始出现部分溶血,0.30% ~ 0.35% NaCl 溶液中出现完全溶血。将血液滴入不同浓度的低渗溶液中,可检查红细胞膜对于低渗溶液抵抗力的大小。开始出现溶血现象的低渗溶液浓度,为该血液红细胞的最小抵抗力,即最大脆性;出现完全溶血时的低渗溶液浓度,则为该血液红细胞的最大抵抗力,即最小脆性。

【实验对象】

家兔。

【实验器材与药品】

抗凝血液、10ml 小试管、试管架、滴管、1ml 吸管、1% NaCl 溶液、蒸馏水。

【方法和步骤】

1. 溶液配制　取小试管 10 个,编号后排列于试管架上,按下表要求向各试管内加入不同体积的 1% NaCl 溶液和蒸馏水,配制出 10 种不同浓度的 NaCl 的低渗溶液(表 3-5-1)。

表3-5-1　10种不同浓度的氯化钠低渗溶液

试管号	1	2	3	4	5	6	7	8	9	10
1% NaCl(ml)	0.90	0.65	0.60	0.55	0.50	0.45	0.40	0.35	0.30	0.25
蒸馏水(ml)	0.10	0.35	0.40	0.45	0.50	0.55	0.60	0.65	0.70	0.75

2. 取血　用刀片在兔耳缘切一小口,让血液自然流出,以试管收取血样10ml,加入抗凝剂肝素。

3. 加抗凝血　用滴管吸取抗凝血,在各试管中各加1滴,摇匀,静置30分钟。

4. 观察结果　根据各管中液体颜色和混浊度的不同,判断红细胞脆性。

（1）未发生溶血的试管(－):液体下层为混浊红色,上层为无色,表明无红细胞破裂。

（2）部分溶血的试管(±):液体下层为混浊红色,上层出现透明红色,表明部分红细胞已破裂,称为不完全溶血。

（3）全部溶血的试管(＋):液体完全变成透明红色,表明红细胞完全破裂,称为完全溶血。

【实验结果】

记录红细胞渗透脆性的范围。

【注意事项】

1. 配制不同浓度的低渗溶液时,小试管应干燥。加抗凝血量要准确一致,只加1滴。

2. 混匀时,用手指堵住试管口,轻轻倾倒1~2次,减少机械震动,避免人为的溶血。

3. 静置过程中不要移动试管,观察结果时避免用力摇动。

【思考题】

1. 红细胞的形态特点与生理特征有何关系?

2. 根据结果分析血浆晶体渗透压保持相对稳定的生理意义。

3. 为何同一个体的红细胞渗透脆性会不一样?

4. 输液时为何必须用等渗溶液?

（蒋　萍　金毅斌）

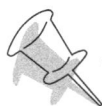

实验六　ABO 血型的测定

【实验目的】

1. 观察红细胞凝集现象。
2. 学习鉴定血型的方法,掌握 ABO 血型鉴定的原理。

【实验原理】

ABO 血型以红细胞膜表面 A、B 凝集原的有无及种类来分型,在 ABO 血型系统中还包括血浆中的凝集素。当 A 凝集原与抗 A 凝集素相遇或 B 凝集原与抗 B 凝集素相遇时,将发生特异性红细胞凝集反应。因此,可用已知标准血清中的凝集素(A 型标准血清含抗 B 凝集素,B 型标准血清含抗 A 凝集素),去测定受检者红细胞膜上未知的凝集原,根据是否发生红细胞凝集反应来确定血型。

【实验对象】

正常人。

【实验器材与药品】

显微镜、采血针、A 型和 B 型标准血清、双凹玻片、竹签、75% 乙醇棉球、干棉球、玻璃蜡笔。

【方法和步骤】

1. 制备红细胞悬液　取干净小试管 1 支,加入生理盐水 1ml,消毒耳垂或指端后,用消毒采血针刺破皮肤,取血 1~2 滴,加入试管中混匀,制成红细胞悬液。

2. 取干净双凹玻片一块,用玻璃蜡笔在两端分别标明 A、B 字样。

3. 在 A 端、B 端凹面中央分别滴 A 型和 B 型标准血清各一滴。

4. 用干净的滴管吸出红细胞悬液,分别滴一滴于玻片两端的标准血清中,使其分别与 A 型和 B 型标准血清充分混匀。放置 1~2 分钟后用肉眼观察有无凝集现象,肉眼不易分辨者用低倍显微镜观察。

5. 10 分钟后根据有无凝集现象判定血型(图 3-6-1)。

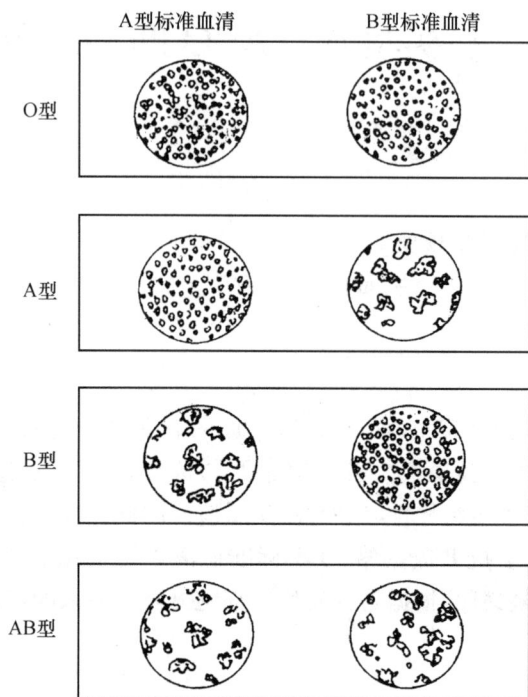

图 3-6-1　血型的判定

【注意事项】

1. 采血针和采血过程必须严格消毒,以防感染。

2. 滴标准血清的滴管和混匀用的竹签各 2 只(根)必须专用,两种标准血清绝对不能混淆。

3. 注意区别凝集现象与红细胞叠连现象。发生红细胞凝集时,肉眼观察呈朱红色颗粒,且液体变得清亮。未发生红细胞凝集时,肉眼观察呈云雾状且液体略显混浊。

【思考题】

1. 你的血型是哪一种?试述鉴定原理。

2. 已知甲某的血型为 A 型(或 B 型),在无标准血清的情况下,能否测出乙某的血型?

(蒋　萍)

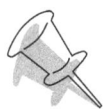

实验七　蛙心起搏点的观察

【实验目的】

利用改变局部温度和结扎的方法,观察蛙心起搏点和蛙心脏不同部位的自律性高低,从而加深对正常起搏点和异位起搏点的理解。

【实验原理】

心脏活动的一大特点是它本身具有自动节律性,蛙心起搏点位于静脉窦。在哺乳动物心脏已没有静脉窦这一结构,其中窦房结的自律性最高,所以作为心脏的正常起搏点,以窦房结为起搏点的心脏节律性活动称为窦性心律。其他自律细胞称为潜在起搏点,以窦房结以外的部位作为起搏点的心脏活动称为异位节律。

【实验对象】

蟾蜍或蛙。

【实验器材与药品】

蛙类手术器械、丝线、林格液、BL-420 生物信号采集处理系统。

【方法和步骤】

1. 制备标本　取蟾蜍一只,破坏脑和脊髓。将蟾蜍仰卧固定于蛙板上,从剑突下将胸部皮肤向上剪开(或剪掉),然后剪掉胸骨,打开心包,暴露心脏。

2. 实验观察

(1) 就暴露的心脏(参照图 3-7-1)识别左右心房,动脉圆锥、主动脉干、心室。观察心室在收缩时容积减小,颜色变为浅红色,舒张时容积增大,颜色变红。观察心脏的搏动从哪里开始,以及静脉窦、心房和心室的搏动顺序,分别计数他们在单位时间内的跳动次数,作为正常对照心跳频率填入试验记录表(表 3-7-1)。

(2) 用眼科镊子在主动脉干下穿一线备用。再用细玻璃针轻轻穿过心脏后面将心尖翻向头端,暴露心脏背面,找到静脉窦

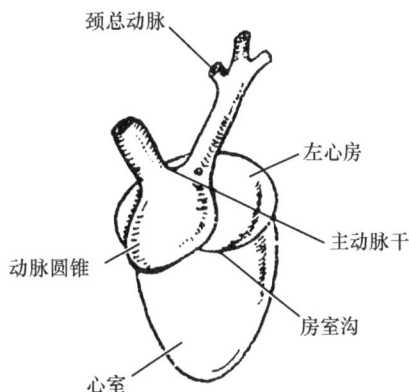

图 3-7-1　蛙心各部分组成示意

（图中标注：颈总动脉、左心房、主动脉干、房室沟、心室、动脉圆锥）

和心房交界的半月形白线(窦房沟),然后将预先穿入的线沿着半月线进行结扎,以阻断静脉窦和心房之间的兴奋传导,观察心房、心室的跳动是否停止。静脉窦是否仍照常跳动。

（3）心房、心室如已恢复跳动,则分别计数单位时间内静脉窦和心房心室跳动次数,并观察它们的跳动是否一致。

（4）用丝线在心室和心房交界处结扎,观察心室是否跳动。如跳动,分别计数单位时间内心房、心室跳动次数,并观察它们的跳动是否一致。

【实验结果】

表 3-7-1 蛙心起搏点观察记录表

	静脉窦(次/分)	心房(次/分)	心室(次/分)
正常对照			
第一结扎			
第二结扎			

【注意事项】

1. 脑和脊髓的破坏一定要完全,以排除神经因素对心跳的影响。

2. 剪开心包时勿损伤心脏。

3. 结扎部位要准确。

【思考题】

1. 两栖类心脏不同部位的自律性高低顺序是怎样的?

2. 实验中两次结扎各欲证明什么问题?

（李俊红）

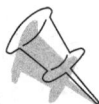

实验八 期前收缩与代偿间歇

【实验目的】

通过对心脏施加额外刺激的方法,观察和了解期前收缩和代偿间歇产生的原理,验证心肌兴奋后兴奋性变化及其特点。

【实验原理】

心肌兴奋性的特点是有效不应期长,几乎相当于整个收缩期和舒张早期。因此在心脏收缩期中,任何刺激都不能引起心肌兴奋收缩。意义:保证了心肌收缩和舒张交替进行,有利于心室的充盈和射血。在舒张中晚期,在正常节律性兴奋到达以前,给心脏施加较强刺激可引起一个提前出现的兴奋和收缩,分别成为期前兴奋和收缩。期前兴奋也有不应期,如果窦性兴奋紧接在期前兴奋到达心房或心室,由于正处于期前兴奋的有效不应期内,故不能引起心房或心室新的收缩,即出现一次"脱失",需待下一次窦房结的兴奋到来才能引起心房或心室兴奋,因此,在一次期前收缩之后,往往会出现一段较长时间的心室舒张期,称为代偿间歇。

【实验对象】

蟾蜍或蛙。

【实验器材与药品】

蛙类解剖手术器材、林格液、铁支架、张力换能器、蛙心夹、双凹夹、刺激电极、BL-420 生物信号采集处理系统。

【方法和步骤】

1. 制备标本

（1）破坏脑脊髓。

（2）将蟾蜍仰卧固定于蛙板上,从剑突下将胸部皮肤向上剪开(或剪掉),然后剪掉胸骨,打开心包,暴露心脏。

2. 连接实验装置

（1）将与张力换能器有连线的蛙心夹在心室舒张期夹住心尖。将刺激电极固定,使其两极与心室相接触。

（2）按图 3-8-1 连接线路,张力换能器接第一通道(亦可选择其他通道)。刺激电极与心室接触良好,连接 BL-420 刺激输出。

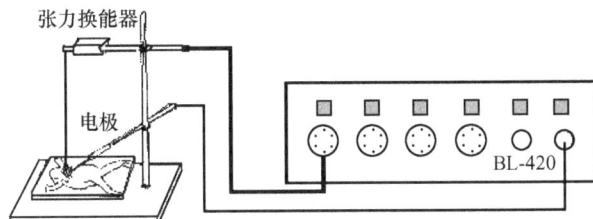

图 3-8-1　蛙心期前收缩实验仪器连接方法

（3）打开计算机,启动 BL-420 生物信号采集系统。点击菜单"实验项目",选择"循环实验"子菜单"期前收缩与代偿间歇"。

3. 实验观察

（1）描记正常蛙心搏动曲线,观察曲线的收缩相和舒张相。

（2）用中等强度的单个阈上刺激分别在心室收缩期和舒张早期刺激心室,观察是否引起期前收缩。

（3）用同等强度的单个阈上刺激在心室舒张中、晚期刺激心室,观察有无期前收缩出现。

（4）刺激如能引起期前收缩,观察其后是否出现代偿间歇(图 3-8-2)。

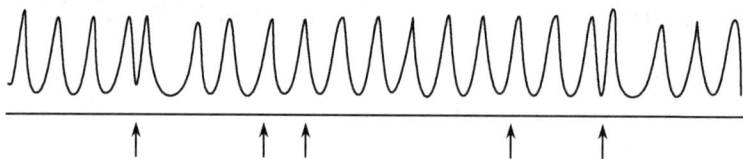

图 3-8-2 期前收缩和代偿间歇

注:箭头表示给予刺激

【实验结果】

将观察到的结果打印或描记于实验报告上。

【注意事项】

1. 脑和脊髓的破坏一定要完全。

2. 要保证刺激电极在心缩期和心舒期均接触良好。

3. 蛙心夹与张力换能器间的连线应有一定的紧张度。

4. 注意滴加林格液,以保持蛙心适宜的环境。

【思考题】

1. 根据记录曲线,解释产生期前收缩和代偿间歇的原因。

2. 在心脏的收缩期和舒张早期分别给予心室一中等强度的阈上刺激,能否引起期前收缩?为什么?

3. 在期前收缩之后,为什么会出现代偿间歇?在什么情况下期前收缩之后,可以不出现代偿间歇?

4. 心肌存在不应期的实验依据是什么?

（李俊红）

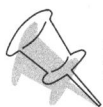

实验九　心肌细胞动作电位与心电图的同时记录

【实验目的】

1. 观察心肌细胞动作电位的形状特点。

2. 同步引导并观察心肌细胞动作电位及心电图的波形特征,并分析两者在时间上的对应关系。

3. 更好地理解心肌的生物电现象及其形成机制。

【实验原理】

心电图反映的是在一个心动周期中,兴奋在整个心脏的发生,传播和恢复过程。由于机体的组织和体液相当于一个容积导体,可把心脏兴奋过程中所出现的电变化传导到体表各处,因此将测量电极放置在体表的一定部位可记录出来的整个心脏活动时的电变化即心电图。而心肌细胞动作电位可通过插入细胞内的微电极直接引导,以此来观察心肌细胞动作电位的形状和特征。

【实验对象】

蟾蜍或蛙。

【实验器材与药品】

蛙类手术器械、林格液、微电极放大器、玻璃微电极、银丝、BL-420 生物信号采集处理系统。

【方法和步骤】

1. 制作浮置式微电极　取一支充灌好了 3mol/L KCl 的玻璃微电极,用林格液反复冲净表面的 KCl,用滤纸将电机外壁吸干,检查。电极尖端之经营小于 1μm,尖端无结晶,无气泡,阻抗约为 10 ~ 50MΩ。然后在距尖端约 1cm 处小心折断,取一根长 15 ~ 20cm,直径 30μm 的银丝插入微电极,并使其牢固紧嵌在电极上。银丝另一端与微电极放大器的输入端相连。

2. 制备标本

(1) 破坏脑脊髓。

(2) 将蟾蜍仰卧固定于蛙板上,从剑突下将胸部皮肤向上剪开(或剪掉),然后剪掉胸骨,打开心包,暴露心脏。

3. 连接实验装置

(1) 用标准肢体导联(Ⅱ导联)记录心电图,即将导线正极接左足,负极接右上肢,地线接右足。心电信号输入 2 通道。

(2) 微电极放大器正输入端与玻璃微电极相连,负输入端与插在胸壁肌肉内的参考电极相连。使微电极尖端垂直对向心脏,并逐渐接触心室肌。由于心脏不停的搏动,电极尖往往可自行插进心肌细胞内。一旦微电极进入细胞,记录曲线会向下偏移,偏移幅值即为静息电位的数值。而后,随心室每次活动,将规律地显示出电位变化即心室肌细胞动作电位。如果电极未能成功插入细胞内,可将电极轻轻提起,离开心脏重新再插,可反复多次,直至动作电位出现。动作电位输入 1 通道。

(3) 记录完心室肌细胞动作电位后,可再将电极提起并移向心房,插入心房肌细胞记录动作电位。

(4) 启动 BL-420 生物信号采集系统。点击菜单“输入信号”,1 通道选择“动作电位”,2 通道选择“心电”。点击工具条“开始”按钮,启动数据采集。

4. 实验观察   在两个不同的通道分别记录心肌细胞动作电位和心电图,注意心室肌细胞、心房肌细胞与心电图的对应关系。

【实验结果】

将观察到的结果打印输出,或描画与实验报告上。

【注意事项】

1. 制备标本时应充分捣毁脑和脊髓,操作过程中应尽量减少出血,使标本状况良好,减少记录干扰。

2. 适时在心脏表面滴加林格液,心脏不可完全离开体腔。

3. 引导心肌细胞动作电位的参考电极应尽量靠近微电极。

【思考题】

1. 心电记录的基本原理是什么?

2. 简述心肌细胞动作电位波形特点及各期的离子机制。

3. 叙述心电图各波代表的意义。

4. 比较心肌细胞动作电位各期与心电图各波及间期的对应关系。

(李俊红)

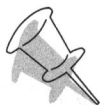

实验十　蛙心灌流

【实验目的】

1. 掌握离体蛙心灌流的方法。

2. 观察某些体液因素对离体蛙心活动的影响。

【实验原理】

心脏的正常节律性活动必须在适宜的理化环境里才能维持,一旦这个环境被干扰或破坏,心脏活动就会受到影响。蟾蜍心脏离体后,用理化特性近似于血浆的林格液灌流,在一定时间内可保持节律性收缩和舒张。改变林格液的组成成分,如Na^+、K^+、Ca^{2+}三种离子浓度的改变、pH 的改变以及加入各种递质,心脏跳动的频率和幅度会随之发生改变。

【实验对象】

蟾蜍或蛙。

【实验器材与药品】

蛙心杠杆、张力换能器、万能支台、双凹夹、蛙心插管、蛙心夹、棉线、蛙类手术器械、林格液、0. 65% NaCl、2% $CaCl_2$、1% kCl、3% 乳酸、2. 5% $NaHCO_3$、1 :10 000 去甲肾上腺素、1 :10 000 乙酰胆碱、BL-420 生物信号采集处理系统。

【方法和步骤】

1. 蛙心标本制备

(1) 取一只蟾蜍,破坏脑和脊髓,暴露心脏。

(2) 用小镊子夹起心包膜,用眼科剪沿心轴小心地剪开心包膜,仔细识别心房、心室、动脉圆锥、主动脉、静脉窦等。

(3) 在左、右主动脉下穿一条线,打一活结,用眼科剪刀在动脉圆锥上剪一斜口,将盛有少量林格液的蛙心插管由此口插入动脉圆锥然后将插管稍向后退,在转向心室中央方向,于收缩时插入心室腔内(不可插入过深,以免心室壁堵住插管下口,见图 3-10-1)。观察插管内液面,如随心室跳动而上下移动,则插管成功。用事先穿好的线结扎插管,并将结扎线固定于插管侧面的小突起上。

(4) 提起插管,剪断左、右动脉,然后将蛙心离体(注意不要损伤静脉窦)。用吸管吸净插管内余血,加入新鲜林格液,反复数次,直到液体完全澄清。

2. 连接实验装置　将蛙心杠杆固定于万能支台上,蛙心插管固定于蛙心杠杆上。将蛙心夹在心舒期夹心尖约1mm,调节蛙心和杠杆间距离,使杠杆随心跳上下移动,连接张力换能器(图 3-10-2)。

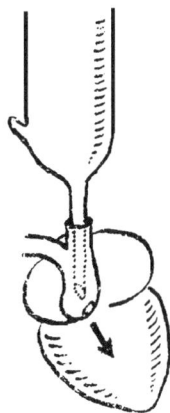

图 3-10-1　插管插入心室示意图

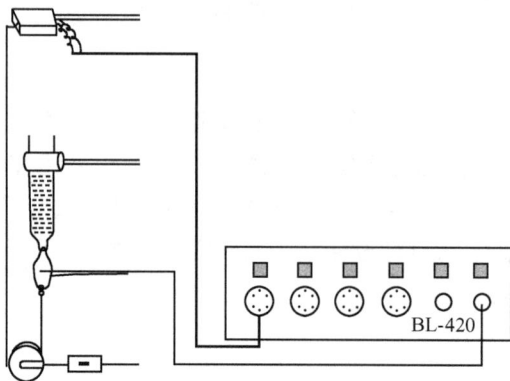

图 3-10-2　蛙心灌流仪器连接方法

3. 实验观察

（1）描记正常蛙心收缩曲线：①曲线幅度：代表心脏收缩的强弱；②曲线密度：代表心跳频率；③曲线的规律性：代表心跳的节律性；④曲线的基线：代表心室舒张的程度；⑤曲线的顶点水平：代表心室收缩的程度。

（2）离子的影响

1）吸出插管内全部液体，换入 0.65% NaCl，观察心跳曲线变化，待效应明显后，吸出灌流液，用林格液换洗数次，直至心跳曲线恢复正常。

2）在蛙心插管灌流液中加入 1~2 滴 2% $CaCl_2$，观察心跳曲线变化，待效应出现后，用林格液换洗至曲线恢复正常。

3）加 1~2 滴 1% KCl 溶液于灌流液中，观察心跳曲线变化，出现效应后，用林格液换洗至曲线恢复正常。

（3）酸碱的影响：加 3% 乳酸溶液 1~2 滴于灌流液中，观察心跳曲线变化，出现效应后再加入 1~2 滴 2.5% $NaHCO_3$ 溶液，观察曲线变化，待效应出现后，用林格液换洗至曲线恢复正常。

（4）递质的影响

1）在灌流液中加入 1~2 滴 1 : 10 000 去甲肾上腺素，观察心跳曲线变化，待效应明显后，用林格液换洗至曲线恢复正常。

2）在灌流液中加入 1~2 滴 1 : 10 000 乙酰胆碱，观察心跳曲线变化，待效应明显后，用林格液换洗至曲线恢复正常。

【实验结果】

将实验结果打印输出，并加注说明。

【注意事项】

1. 实验过程中,必须保持蛙心插管内液面高度恒定,即每次换药时,液面应保持一定高度。

2. 各加药吸管专用,不能混用。每次加药 1~2 滴,效果不明显可再补加。

3. 做好给药标记。

4. 随时滴加林格液于心脏表面使之保持湿润。

【思考题】

1. 实验过程中,为什么必须保持蛙心插管内液面高度恒定? 液面过高、过低会产生什么影响?

2. 根据实验结果分析离子、药物对心肌的影响。

(李俊红)

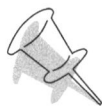

实验十一　人体心音听诊

【实验目的】

初步掌握正常心音的听诊方法以及正常心音的特点和产生机制,正确区分第一心音和第二心音,为临床心音听诊奠定基础。

【实验原理】

在心动周期中,心肌收缩、瓣膜启闭、血液加速度和减速度对心血管壁的加压和减压作用以及形成的涡流等因素引起的机械震动,可以通过周围组织传递到胸壁,将听诊器放在胸壁的特定部位,就可以听到这些震动引起的声音,称之为心音。第一心音发生在心缩期,它的出现标志着心缩期的开始。心室收缩时,血液冲击房室瓣导致其关闭所引起的震动是第一心音形成的主要原因。第一心音音调低,持续时间长,在心尖搏动处听得最清楚,于心尖搏动同时出现。第二心音发生在心舒期,它的出现标志着心室舒张期的开始,主要产生的原因是由于心室舒张时,动脉瓣关闭,血液冲击动脉瓣的根部以及心室壁震动引起的。因此,第二心音包括主动脉心音和肺动脉心音两种,分别在主、肺动脉瓣听诊区听得最清楚。第二心音的强弱反映了主动脉压和肺动脉压的高低。第二心音音调高,持续时间短,在心尖搏动之后出现,以心底部最响。第一心音与第二心音间隔较短,而第二心音距离下一个第一心音间隔较长。第三心音是由于快速充盈期末,血液速度突然渐慢,使心室壁和瓣膜发生震动所致。在第二心音之后有可能出现短而弱的第三心音,在心尖部或其内上方听的最清楚。

心音听诊是指将听诊器放在心前区胸壁的一定部位听取心音。正常心脏可以听到四个心音,按期出现的先后顺序,分别称为第一、第二、第三和第四心音。多数情况下,只能听到第一和第二心音,在儿童和青少年时期,有时可听到第三心音,40岁以上的健康人也可能出现第四心音。根据心音的音调和持续时间等特点,对于临床诊断心脏疾病有一定的参考意义。

【实验对象】

健康人。

【实验器材】

听诊器。

【方法和步骤】

1. 确定听诊部位

(1) 受试者安静端坐,胸部裸露,肉眼观察(或用手触诊)受试者心尖搏动的位置。

(2) 找准心音听诊部位(见图 3-11-1)

主动脉瓣听诊区:胸骨右缘第二肋间。

肺动脉瓣听诊区:胸骨左缘第二肋间。

三尖瓣听诊区:胸骨右缘第四肋间或胸骨剑突下。

二尖瓣听诊区:左锁骨中线第五肋间稍内侧(心尖部)。

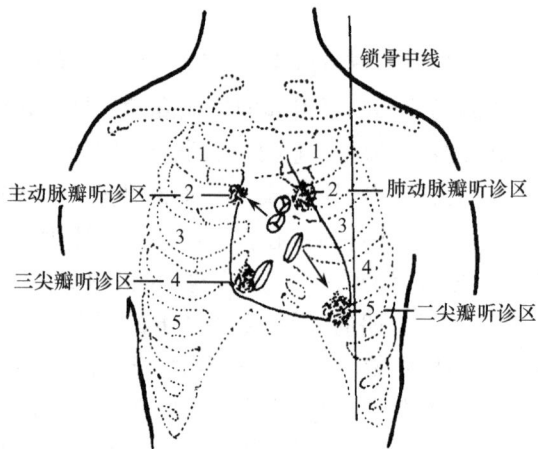

图 3-11-1　心音听诊部位示意图

2. 实验观察　听取心音:检查者戴好听诊器,将听诊器头紧贴于受试者的胸部皮肤,在各个听诊区依次听诊心音。

【注意事项】

1. 实验室内保持安静,以利听诊。

2. 听诊器耳具应与外耳道方向一致。橡皮管不得交叉、扭结,管切勿与其他物品摩擦,以免发生摩擦音影响听诊。

3. 如呼吸音影响听诊,可令受试者暂停呼吸片刻。

【思考题】

1. 在正常人体胸壁上可听见几种心音? 它们是如何产生的?

2. 心音听诊区是否就在各个瓣膜的相应解剖部位上? 为什么?

3. 如何区别第一心音及第二心音?

（王丽凤）

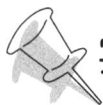

实验十二　人体动脉血压的测定及其影响因素

【实验目的】

学习并掌握间接测定人体血压的原理和方法,并测定人体动脉血压的正常值。

【实验原理】

通常血液在血管中流动时没有声音,但当外加压力使血管变窄形成血液涡流时,则可发生声音。测定人体动脉血压最常用的方法是使用血液计间接测量。测压时, 用袖带在上臂给肱动脉加压,当外加压力超过动脉的收缩压时,动脉血流完全被阻断,此时在动脉处听不到声音。当外加压力等于或稍低于动脉内的收缩压时而高于舒张压时,则在心脏收缩时,动脉内有少量血流通过,而心室舒张时而无血流通过。血流连续通过血管时,会发出声音。因此动脉血流刚能发出声音时的最大外加压力,相当于收缩压,而动脉内血流声音突然变调或消失时的外加压力相当于舒张压。

【实验对象】

健康人。

【实验器材】

血压计,听诊器。

【方法和步骤】

1. 熟悉血压计的结构(图 3-12-1) 血压计由检压计、袖带和气球三部分组成。检压计是一根标有刻度的玻璃管,上端与大气相通,下端与水银槽相通。袖带是长方形橡皮袋,外包一布袋,借助两根橡皮管分别与检压计的水银槽和气球相连。气球是一个带有螺丝帽的球状橡皮囊,供充气和放气用。

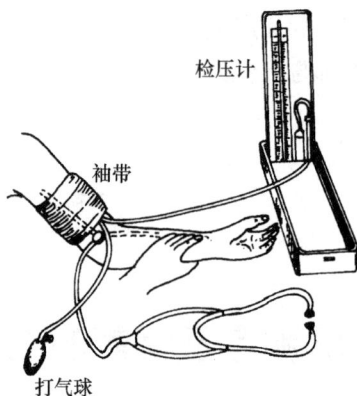

图 3-12-1 人体动脉血压测量方法示意图

2. 受试者取坐位,心脏与血压计零点同一水平。静坐 5 分钟,待肢体放松,呼吸平稳与情绪稳定。

3. 松开打气球上的螺丝,将压脉带内的空气排空后再将螺丝旋紧。

4. 受试者脱左臂衣袖,将压脉带裹于左上臂距肘窝 3cm 上方处,袖带应与心脏同一水平,使其松紧适度,手掌向上放实验台。

5. 在袖带下方,肘窝上方找到动脉波动处,将听诊器的胸具置于动脉上。

6. 听取血管内音变化 向压脉带充气加压,同时注意倾听声音变化,在声音消失后再加压 30mmHg,然后稍稍扭松打气球上的螺丝,缓慢放气,仔细倾听听诊器内血管音的一系列变化;声音先是由无到有,次之由低到高,而后突然变低,最后完全消失。如此反复进行 2~3 次。

7. 实验观察

(1) 测量收缩压:用气球将空气打入袖带内,使检压计上的水银柱上升到 21.3kPa(160mmHg)左右,或使水银柱上升到听诊器听不见声音后再继续打气,使水银柱再上升 2.7kPa(20mmHg)为止,随即松开螺丝帽(不可松开过多),徐徐放气,逐渐降低袖带内压力,使水银柱缓慢下降,同时仔细听诊,当听见"嘣嘣"样第一声动脉音时,检压计上所示水银柱刻度,即为收缩压。

(2) 测量舒张压:继续缓慢放气,声音逐渐增强,而后突然变弱,最后消失。声音由强变弱的这一瞬间,检压计上所示水银柱刻度,即为舒张压。

(3) 如果认为所测数值准确,则以一次测量为准。如认为数值不准确,可重测。测量前,水银柱必须降至零刻度。

(4) 比较运动前后动脉血压和心率的变化。

【实验结果】

记录收缩压/舒张压 kPa(mmHg) 和心率,统计全班各组的结果,以平均值±标准差表示,比较运动前后动脉血压和心率的变化。

【注意事项】

1. 保持室内安静,利于听诊。
2. 测量前休息 5~10 分钟,以消除精神紧张和体力劳动对动脉血压的影响。
3. 袖带不能太窄也不能太宽。(袖带标准成人:12~14cm;8 岁以下为 8cm;婴幼儿 3cm。)
4. 给袖带放气时,速度应慢些。
5. 上臂位置与右心房在同一水平面上。

【思考题】

1. 影响动脉血压的因素有哪些?
2. 运动后血压有何变化?
3. 何谓收缩压和舒张压? 其正常值各是多少?
4. 测量血压时,对袖带的使用有何要求?
5. 如何确定收缩压和舒张压的数值? 其原理如何?
6. 为什么不能在短时间内反复多次测量血压?

(王丽凤)

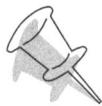

实验十三　人体心电图的描记

【实验目的】

1. 学习并掌握心电图的记录方法。
2. 学会辨认正常的心电图波形。
3. 了解人体正常心电图各波的波形及其生理意义。

【实验原理】

心脏在收缩之前,首先发生电位变化。心电变化由心脏的起搏点——窦房结开始,经传导系统至心房,最后到达心室,引起肌肉的收缩。心脏兴奋活动的综合性电位变化可通过体液传播到人体的表面,经体表电极引导并放大而成的波形为心电图。心电图可以反映心脏综合性电位变化的发生、传导和消失过程。正常心电图包括 P 波、QRS 波和 T 波三个波形，它们的生理意义为：P 波：心房去极化；QRS 波群：心室去极化；T 波：心室复极化；P—R 间期：兴奋由心房至心室之间的传导时间。

【实验对象】

健康人。

【实验器材】

心电图机、电极夹、诊断床、导电糊（或生理盐水）、酒精棉球。

【方法和步骤】

1. 按要求将心电图机面板上各控制按钮置于适当位置。在心电图机妥善接地后接通电源。接好心电图机电源及地线后，打开电源开关，预热 3~5 分钟。

2. 受试者安静平卧或取坐式，摘下眼镜、手表和手机等微型电器，全身肌肉放松。

3. 安放电极　将准备安放电极的部位先用酒精棉球脱脂，再涂上导电糊（或用生理盐水擦湿），以减少皮肤电阻。电极夹应安放在肌肉较少的部位，一般两臂应在腕关节上方（屈侧）约 3cm 处，两腿应在小腿上方约 3cm 处。

4. 连接导联线　按所用心电图机的规定，正确连接导联线。一般以 5 种不同颜色的导联线插头与身体相应部位的电极连接，上肢导联线颜色：左黄、右红；下肢导联线颜色：左绿、右黑；胸部导联线颜色：白色。

5. 记录心电图　检查基线平稳、无肌电干扰和市电干扰后，即可按所用心电图机的操作方法依次记录肢体导联 I、II、III、aVR、aVL、aVF，胸前导联 V_1、V_2、V_3 等 9 个导联的心电图，按图 3-13-1 放置胸前导联电极，同时记录标准电压。

6. 记录完毕后取下记录纸，写明受试者姓名、年龄、性别及实验时间。如记录纸上未打印出导联则需记下导联。

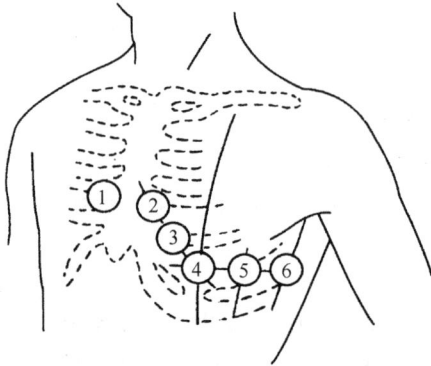

图 3-13-1　胸前导联

【实验结果】

分析心电图(图3-13-2)。

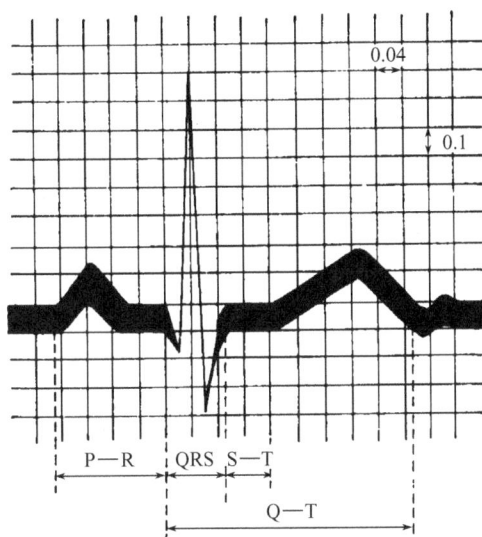

图3-13-2 心电图各波测量(单位:mV)

1. 辨认波形 辨认出P波、QRS波群、T波、P—R间期、ST波、Q—T间期。

2. 测量波幅和持续时间 心电图纸上的纵坐标表示电压,每小格为1mm,代表0.1mV。向上的波用分规从基线上缘量至波峰顶点,向下的波则从基线下缘量至波谷底点。横坐标表示时间,纸速为25mm/s时,每小格为1mm,代表0.04s,每五小格为一中格(0.2s),五中格为一大格(1s)。持续时间的测量是向上的波在基线下缘进行测量,向下的波在基线上缘进行测量。选用Ⅱ导联,对其P波、QRS波群、T波、P—R间期、Q—T间期分别进行测量。

3. 测定心率 测量相邻两个心动周期的R—R间期(或P—P间期)所经历的时间,按下列公式计算,求出心率。如果心率不齐,R—R间期不等,可连续测量5个R—R间期,求出平均值,再代入公式。

$$心率 = \frac{60}{R—R 间期}(次/分)$$

4. 心律分析 包括主导心律的判定;心律是否规则整齐;有无期前收缩等其他心律失常。正常窦性心律心电图表现为:P波形态正常;P波有规律地为60~100次/分;P—R间期在0.12s以上;P—P间期彼此间不超过0.12s。

【注意事项】

1. 心电图机必须接线良好,以防交流电干扰。
2. 电极板与皮肤间可采用导电糊,使其接触紧密。

【思考题】

1. 说明心电图各波的生理意义。
2. P—R 间期与 Q—T 间期的正常值与心率有什么关系?

(王丽凤)

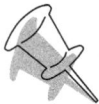

实验十四 心血管活动的调节

【实验目的】

以动脉血压为指标,在整体条件下,施加某些因素,观察神经、体液因素对心血管的调节作用。

【实验原理】

心脏受交感神经和迷走神经支配。心交感神经兴奋,对心脏产生正性变时、变力、变传导作用,从而使心输出量增加;心迷走神经兴奋,对心脏产生负性变时、变力、变传导作用,从而使心输出量减少。支配血管的植物神经主要是交感缩血管神经,其兴奋时主要引起缩血管效应,外周阻力增加。中枢通过反射活动调节心血管的活动,改变心输出量及外周阻力,从而调节动脉血压。

心血管活动尚受体液因素的调节。其中主要有肾上腺素和去甲肾上腺素。本实验是以动脉血压为指标,在整体条件下,施加某些因素,观察神经、体液因素对心、血管的调节作用。

【实验对象】

家兔。

【实验器材】

哺乳类动物手术器械一套、兔手术台、动脉夹、动脉导管、BL-420 生物信号采集处理系统、血压换能器、手术灯、铁支架、保护电极、有色丝线、注射器、20% 氨基甲酸乙酯溶液、1000U/ml 肝素溶液、1∶10 000 去甲肾上腺素溶液。

【方法和步骤】

1. 准备检压系统　将动脉导管与血压换能器相连,通过三通开关用肝素溶液充灌血压换能器和动脉导管,排尽血压换能器与动脉导管中的气泡,然后关闭三通开关备用。若血压换能器没有定标,要对血压换能器定标(方法见第二章中的"生物信号采集处理系统")。

2. 动物实验准备

(1) 称重、麻醉与固定:兔称重后,按 5ml/kg 体重的剂量由兔耳缘静脉缓慢注入 20% 氨基甲酸乙酯溶液将动物麻醉。注射过程中注意观察动物的肌张力、呼吸频率及角膜反射的变化,防止麻醉过深。麻醉好的动物仰卧固定于手术台上,注意颈部必须放正拉直。

(2) 气管插管术:用弯剪刀剪去颈部的毛,沿正中线切开皮肤 5~7cm,钝性分离皮下组织和肌肉,即可见到气管,在气管下方备一棉线,在第 2~3 软骨环作一倒"T"形切口。插入气管插管并结扎固定。

(3) 分离颈部血管和神经:将气管两旁的肌肉拉开,便可在气管两侧的深部找到颈动脉鞘,内有颈总动脉、迷走神经、减压神经和交感神经(图 3-14-1)。仔细辨认并小心分离,在右侧鞘内分离减压神经(最细)和迷走神经(最粗)和颈总动脉(2~3cm 长),穿不同颜色湿丝线备用,然后分离出左侧颈总动脉约 3cm 长,穿双线以备动脉插管时用。

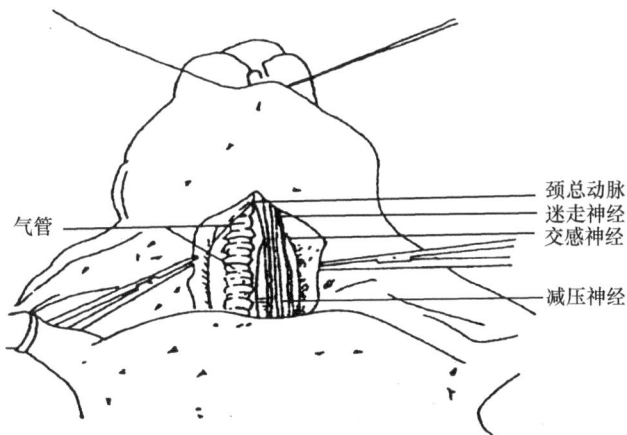

图 3-14-1　家兔颈部解剖结构示意图

(4) 动脉插管术:将左侧颈总动脉远心端用线结扎,近心端用动脉夹夹闭,两者距离约需 3cm。用眼科剪与颈总动脉成 30°~45°角在结扎线下方 0.5cm 处的动脉壁上向心脏方向剪一斜切口,切口约为管径的一半。然后将预先注入好肝素的动脉导管由切口处向心脏方向插入动脉内。用已穿好的备用线扎紧血管和已插入的动脉导管。利用远心端结扎线将动脉导管再次结扎固定,使动脉导管与动脉保持在同一直线上,并可防止插管滑脱。动脉导管另一端接血压换能器,血压换能器与动物心脏保持在同一水平。放开动脉夹,记录动脉血压。

3. 实验装置

(1) 将血压换能器的输入插头与 BL-420 生物信号采集处理系统的信号放大器输入盒的 1 通道相连。将刺激电极输入端与刺激输出口相连,将刺激电极输出端与保护电极相连。

(2) 调零、压力定标和制压:实验前,一般已调整好测量系统,实验过程中,勿轻易改动。若重新调零和压力定标,请参照"BL-420 生物信号采集系统"。

(3) 打开计算机,启动 BL-420 生物信号采集处理系统。点击 BL-420 菜单"实验项目",选择"循环实验"子菜单"兔动脉血压的调节"。

4. 实验观察

(1) 记录正常血压曲线。

(2) 用动脉夹夹闭颈总动脉,阻断血流 15 秒,观察血压和心率变化。

(3) 先用保护电极刺激完整的左减压神经,观察血压变化。然后结扎并在结扎之近心端剪断,以中等强度电流连续刺激其中枢端,观察血压和心率变化。

(4) 结扎右侧迷走神经,在结扎处头端剪断该神经,然后用保护电极电刺激迷走神经的外周端,观察血压和心率的变化。

(5) 于耳缘静脉注射 1 :10 000 去甲肾上腺素溶液 0.3ml,观察血压和心率的变化。

【实验结果】

1. 统计全班各组的结果,以"平均值±标准差"表示,比较各种处理前后血压和心率的变化。

2. 将实验结果打印输出或描绘于报告上。

【注意事项】

1. 麻醉剂剂量不能过量,注射不宜过快,麻醉剂应在 3 分钟左右注射完毕。

2. 室温低时打开手术台下电灯给动物保温,防止麻醉后体温下降。

3. 手术过程中避免损伤神经和血管。

4. 颈总动脉和刺激神经,均要避免过度牵拉,应尽可能在原位置上轻柔地进行。

5. 每项实验后,应等血压基本恢复并稳定后再进行下一项,每项观察项目的记录必须有前后对照。

【思考题】

1. 插动脉导管前为什么要结扎头端血管？为什么动脉的近心端也要用动脉夹夹住？

2. 未插管一侧的颈总动脉短时夹闭对全身的血压和心率有何影响？为什么？假使夹闭部位在颈动脉窦以上,影响是否相同？

3. 刺激降压神经的中枢端和外周端对血压和心率的影响有何不同？为什么？

4. 迷走神经为何要切断后,再刺激外周端？结果如何？为什么？

5. 注射去甲肾上腺素后,血压上升,此时心率会有什么变化？为什么？

(王丽凤)

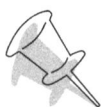

实验十五　家兔膈神经放电

【实验目的】

1. 用电生理的方法观察与呼吸运动节律同步的膈神经群集性放电。

2. 加深对呼吸节律来源的认识,同时通过实验了解传出神经自发放电的记录方法。

【实验原理】

节律性呼吸运动是呼吸中枢发放的节律性冲动,通过支配呼吸肌的膈神经和肋间神经引起膈肌和肋间肌的节律性舒缩活动,从而引起节律性的呼吸运动。体内外各种刺激对呼吸运动的影响,能从引导膈神经传出纤维的放电活动上反映出来,可直接反映脑干呼吸中枢的活动变化。

【实验对象】

家兔。

【实验器材与药品】

兔手术台、哺乳动物手术器械、玻璃分针、动脉夹、注射器、保护电极、50cm 长橡皮管、多色丝线、纱布、铁架台、BL-420 生物信号采集系统、呼吸换能器、电极、20% 氨基甲酸乙酯(乌拉坦)、生理盐水、液状石蜡、5% 尼可刹米、计算机有源音箱。

【方法和步骤】

1. 麻醉与固定 家兔称重后,用 20% 氨基甲酸乙酯 5ml/kg 耳缘静脉注入麻醉,仰卧固定于兔手术台。

2. 手术 剪去颈前部兔毛,在颈前正中切开皮肤 5~6cm,分离皮下组织,暴露气管,作气管插管,分离两侧迷走神经穿线备用。在一侧颈外静脉和胸锁乳突肌之间向纵深分离直至气管旁,可见到较粗的臂丛神经向后外方向行走。膈神经较细,紧靠臂丛内侧向后内侧行走,在臂丛腹面横过形成交叉。认清膈神经后,用玻璃分针将膈神经向上分离出 1~2cm 穿线备用。将切开的颈部皮肤作一皮兜,注入 38℃ 液状石蜡,以起到保温、绝缘及防止神经干燥的作用。用玻璃分针将膈神经勾在引导电极上,用小铁支架固定引导电极。注意神经不可牵拉过紧,引导电极应悬空,勿触及周围组织,颈部皮肤接地。

3. 实验装置

(1) 膈神经引导电极输入通道 1(CH1),地线接地。CH1 的输出端与计算机音箱或监听器相连,调节音量适中,用于膈神经的放电监听。呼吸换能器输入通道 2(CH2),计算机和动物共一点接地。

(2) 打开计算机,启动 BL-420 生物信号采集系统。点击实验项目菜单,选择"膈神经放电"和"呼吸运动调节"。

4. 实验观察

(1) 观察正常呼吸运动与膈神经放电间的关系,注意膈神经群集放电形式、频率及振幅。通过监听器可听到与吸气运动相一致的放电声。

(2) 观察吸入高浓度 CO_2 气体时,呼吸运动与膈神经放电变化:将连有胶管的气管插管入气端与气瓶排气管平行放入一烧杯中,打开气阀调节流量,使兔吸入高浓度 CO_2,观察膈神经放电及呼吸运动变化。

(3) 增大无效腔对膈神经放电的影响:在气管插管入气端连接一长 50cm 的胶管增大无效腔,观察对膈神经放电及呼吸运动的变化。

(4) 肺牵张反射作用的分析

1) 于气管插管的一个侧管上,借橡皮管连接一预先抽取 20ml 空气的注射器,观察一段正常呼吸运动。在吸气末,将气管插管的另一侧堵塞,同时将注射器内的 20ml 空气迅速注入肺内,使肺维持在扩张的状态,观察呼吸运动和膈神经放电有何变化。当呼吸运动恢复后,开放堵塞口。休息片刻,于呼气末,再堵塞气管插管的另一侧,用注射器抽取肺内气体约 20ml,使肺维持在萎缩状态,观察呼吸运动和膈神经放电有何变化。当呼吸恢复后,开放堵塞口。上述观察可以重复进行几次。

2) 先切断一侧迷走神经,观察膈神经放电及呼吸运动有何变化。再切断另一侧迷走神经,观察膈神经放电及呼吸运动有何变化。

3）切断两侧迷走神经后,再重复肺内注气和抽气的实验,观察呼吸运动和膈神经放电是否有改变。

4）尼可刹米对膈神经放电的影响:由耳缘静脉注入 5% 尼可刹米 1ml,观察膈神经放电及呼吸运动变化。

【实验结果】

观察各种因素下膈神经放电及呼吸运动有何变化。记录其波形并分析膈神经放电与呼吸运动间的关系。

【注意事项】

1. 麻醉不宜过浅,以免动物挣扎,产生肌电干扰记录和拉伤神经。

2. 分离膈神经时,动作要轻柔,分离要干净,避免过度牵拉神经。

3. 每项观察内容结束后,须待膈神经放电与呼吸运动恢复正常后,方可继续下步实验,以便前后对照。

4. 注意保持神经与引导电极接触良好,并注意悬挂引导电极时电极应保持悬空,避免与周围组织接触。

5. 保证良好接地,动物颈部皮肤也要接地。

6. 膈神经放电的观察系指群集性放电的频率、振幅。呼吸运动的观察是指它的频率和深度。

【思考题】

1. 分析实验结果。膈神经放电与呼吸间有何关系?膈神经放电在吸气时和呼气时有何不同?

2. 膈神经放电与迷走神之间有什么关系?它们在肺牵张反射中各起什么作用?

(雪合热提·伊纳也提)

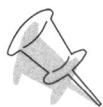

实验十六　兔减压神经放电

【实验目的】

1. 用电生理学实验的方法引导减压神经放电。

2. 观察家兔减压神经放电波形的特点及神经放电与动脉血压变化的相互关

系,加深对减压反射机制和生理意义的理解。

【实验原理】

神经系统对心血管活动的调节是通过各种反射来实现的,最重要的反射是颈动脉窦和主动脉弓压力感受性反射,动脉压力感受器主要分布于颈动脉窦和主动脉弓区的血管外膜下,为对牵张敏感的感觉神经末梢,它直接感受的是血管壁被机械牵张的程度。当动脉血压升高时,动脉管壁被牵张程度就升高,压力感受器发放的神经冲动也就增多。在一定范围内,压力感受器的传入冲动频率与动脉管壁的扩张程度或动脉血压的高低成正比。主动脉弓压力感受器的传入神经组成主动脉神经,主动脉神经并入迷走神经干进入延髓孤束核。而兔主动脉神经在颈部自成一束称为降压神经(或称减压神经、缓冲神经),在一个心动周期内,随着动脉血压的波动,降压神经的传入冲动频率也发生相应变化。

【实验对象】

家兔。

【实验器材与药品】

兔手术台、哺乳动物手术器械、气管插管、注射器(1ml、2ml、5ml、10ml 各一只)、多色丝线、纱布、BL-420 生物信号采集系统、压力换能器、电极、玻璃分针、20%氨基甲酸乙酯溶液、生理盐水、1∶10 000 乙酰胆碱溶液、1∶10 000 去甲肾上腺素、医用液状石蜡。

【方法和步骤】

1. 动物麻醉与固定　取家兔一只,称重后,按 5ml/kg 体重的剂量于耳缘静脉注射 20%氨基甲酸乙酯溶液。麻醉后,将家兔仰卧(背位)固定于兔手术台上。

2. 动物手术　剪去颈部手术视野兔毛,从甲状软骨沿正中线向下作 5~6cm 皮肤切口,钝性分离皮下组织和肌肉,分离气管后行气管插管术。将气管旁软组织外翻,即可见位于气管旁的颈动脉鞘。细心分离左侧鞘内的颈总动脉和减压神经,各分离出 2~3cm,穿线备用。作颈总动脉插管,记录动脉血压。将切开的皮肤缝在皮兜架上,做成皮兜,向皮兜内注入 37℃液状石蜡,以防神经干燥和保持温度。

3. 安置电极

(1) 将降压神经放置于悬空的记录电极上,记录电极的输入端与 BL-420 生物信号采集系统的第一通道(CH1) 相连接。

（2）CH1 的输出端与计算机音箱或监听器相连,调节音量适中,用于降压神经的放电监听。

（3）打开计算机,启动 BL-420 生物信号采集系统。点击菜单"实验项目",选家兔"减压神经放电"。

4.实验观察(图 3-16-1)

（1）观察正常减压神经放电的频率、幅度及节律特点,注意与动脉血压波动之间的关系,同时监听其发出的声音。

（2）用动脉夹夹闭颈总动脉,观察对动脉血压和神经放电的影响。

（3）静脉注射 1∶10 000 去甲肾上腺素 0.3ml,观察减压神经放电周期与幅度及其声音的变化。

（4）静脉注射 1∶10 000 乙酰胆碱 0.1ml/kg,观察周期与幅度及其声音的变化。

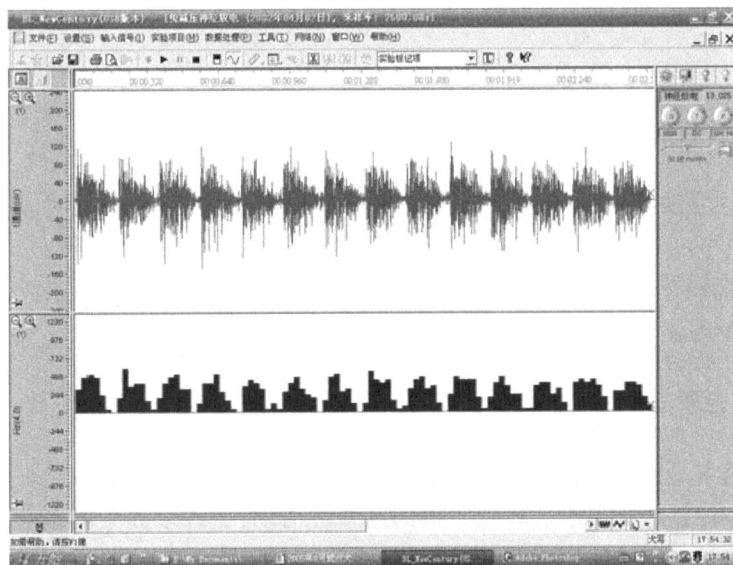

图 3-16-1　减压神经放电极频率直方图

【实验结果】

打印或描绘实验结果。

【注意事项】

1.麻醉不宜过浅,以免动物挣扎,产生肌电干扰记录和拉伤神经。

2.在分离减压神经时,动作要轻柔细致,避免牵拉神经和周围组织,尽量保持各毗邻组织的正常位置关系,防止出血。

3.每一项观察须有对照,并须待其基本恢复后再进行下一步骤。

【思考题】

1. 支配心脏的传出神经有哪些？各有何作用？

2. 静脉注射去甲肾上腺素或乙酰胆碱后,减压神经发放电各有何变化？为什么？

3. 通过本实验的结果证明减压反射具有负反馈的特征,说明其调节过程和生理意义。

（雪合热提·伊纳也提）

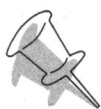

实验十七　呼吸运动的调节

【实验目的】

1. 观察缺氧、二氧化碳的改变或血液中氢离子浓度改变时,对家兔呼吸运动的影响。

2. 观察并分析肺牵张反射在呼吸运动调节中的作用。

3. 学习家兔呼吸运动的记录方法。

【实验原理】

肺通气是由呼吸肌的节律性收缩来完成的,而呼吸运动是由于呼吸中枢不断地发放节律性冲动引起。呼吸中枢的紧张性活动,受许多因素的影响。机体内外各种刺激可以直接作用于呼吸中枢和(或)通过不同的感受器,反射性地影响呼吸运动。肺牵张反射是保证呼吸运动节律的机制之一。血液中的 O_2 分压、CO_2 分压、H^+ 浓度的改变刺激中枢和外周化学感受器,产生反射性调节,是保证血液中气体分压稳定的重要机制。

【实验对象】

家兔。

【实验器材与药品】

兔手术台、哺乳动物手术器械、气管插管、注射器、50cm 长橡皮管、多色丝线、纱布、CO_2 气囊、BL-420 生物信号采集系统,张力换能器、呼吸换能器、刺激电极、生理盐水、20%氨基甲酸乙酯溶液、3%乳酸溶液。

【方法和步骤】

1. 麻醉与固定　家兔称重后,按 5ml/kg 剂量从耳缘静脉缓慢注射 20% 氨基甲酸乙酯溶液。待兔麻醉后,仰卧固定在兔手术台上。

2. 手术操作　剪去颈前部兔毛,颈前正中切开皮肤 5~6cm,分离气管并做气管插管。分离颈部双侧迷走神经,穿线备用。手术完毕后,用温生理盐水纱布覆盖手术野。

3. 将系有线的弯钩大头针别在胸廓活动最明显部位的胸壁上,线的另一头垂直系于张力换能器感应片小孔上,换能器与计算机 CH1 通道相连,或在气管插管上直接连接呼吸换能器,将换能器与计算机 CH1 通道相连,记录呼吸运动。

4. 打开计算机,启动 BL-420 生物信号采集系统,点击"实验项目",选择"呼吸运动的调节"。

5. 实验观察

（1）正常呼吸运动:记录一段正常呼吸运动曲线作为对照,观察吸气相、呼气相、呼吸幅度频率。

（2）CO_2 对呼吸运动的影响:将 CO_2 气囊管口与气管插管的通气管用小烧杯罩住,打开气囊,使吸入气中含较多的 CO_2,观察呼吸运动的变化。

（3）缺氧对呼吸运动的影响:方法同上,将 N_2 气囊打开,使吸入气中含较多的 N_2,造成缺氧,观察呼吸运动的变化。

（4）增大无效腔对呼吸运动的影响:将长约 50cm 的橡皮管连于气管插管的一个侧管上,观察呼吸运动的变化。

（5）血液中 $[H^+]$ 升高对呼吸运动的影响:静脉注射 3% 乳酸溶液 0.5~1ml,观察呼吸运动的变化。

（6）迷走神经在呼吸运动调节中的作用:剪断一侧迷走神经,观察呼吸运动是否发生变化。剪断另一侧迷走神经,对比前后呼吸运动的变化。

（7）以中等强度电刺激迷走神经中枢端,观察呼吸运动的变化。

【注意事项】

1. 插管前应检查插管口是否光滑通畅。插管时应动作轻巧,避免损伤气管黏膜引起出血而堵塞插管。

2. 每一观察项目前后均应有正常呼吸运动曲线作为对照。

【思考题】

1. 比较 PCO_2 升高、PO_2 降低、血液 $[H^+]$ 升高对呼吸影响的异同点。分别说明它的作用途径。

2. 迷走神经在节律性呼吸运动中起何作用？

（雪合热提·伊纳也提）

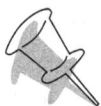

实验十八　胸内负压的观察

【实验目的】

学习胸膜腔内压的直接测定方法，观察动物平静呼吸和用力呼吸时胸膜腔内压的变化，了解胸内负压的成因和维持条件。

【实验原理】

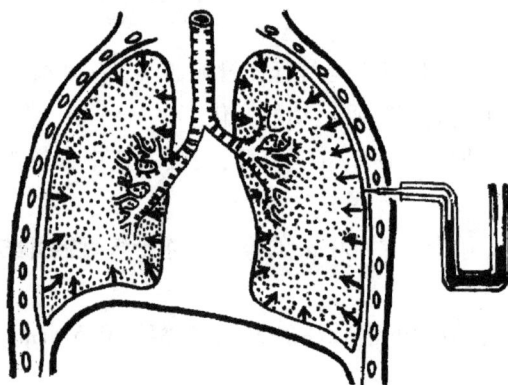

图 3-18-1　胸内负压示意图

胸膜腔是由壁层胸膜和脏层胸膜围成的密闭、潜在的腔隙。内有少量的浆液将两层胸膜紧紧粘连在一起，使肺在呼吸运动中能随着胸廓被动的张缩。胸内压是指胸膜腔内的压力，通常低于大气压，故又称胸内负压。胸内负压随呼吸周期的变化而变化。平静呼吸时，胸内负压在吸气时增大、呼气时减小，但始终低于大气压。当胸膜腔与外界大气相通时，产生气胸，胸内负压消失（图 3-18-1）。

【实验对象】

家兔。

【实验器材与药品】

兔手术台、哺乳动物手术器械、气管插管、18 号注射针头、水检压计、玻璃分针20% 氨基甲酸乙酯溶液、生理盐水。

【方法和步骤】

1. 麻醉、固定　家兔称重后,按 5ml/kg 体重从耳缘静脉缓慢注射 20%氨基甲酸乙酯溶液。待兔麻醉后,仰卧固定在兔手术台上。

2. 手术操作　剪去颈部及右侧胸部兔毛,颈前正中切开皮肤,分离气管并做气管插管。用橡皮管将 18 号注射针头与水检压计(水中滴红墨水以便观察水柱)相连。于兔右侧腋前线第四、五肋骨,沿肋骨上缘将针头斜面朝内缓缓刺入胸膜腔。当看到检压计水柱随呼吸运动上下波动时即停止进针,并固定针头。

3. 实验观察

(1) 平静呼吸时的胸内压:待动物呼吸平稳后,从检压计读出数值。

(2) 加强呼吸时胸内压:夹闭一侧气管插管侧管,另一侧管连接 50cm 胶管,以增大无效腔,当呼吸加强时,记录深呼吸条件下胸内压的变化。

(3) 憋气效应:在吸气末与呼气末,分别夹闭气管插管,此时动物虽用力呼吸,但不能呼出或吸入外界空气,处于憋气状态。观察记录此时胸内压变化的最大幅度,并注意胸内压是否可以为正(高于大气压),何时为正压。

(4) 气胸及其影响:在穿刺侧沿第七肋骨上缘切开皮肤,分离肋间肌,造成一个长约 1cm 的胸壁贯通伤,使胸膜腔与大气相通,形成气胸。观察此时胸内压的升降情况和肺组织是否发生萎缩。

【实验结果】

记录各项实验时的胸内压值,对结果进行比较分析。

【注意事项】

1. 用穿刺针穿刺时,应控制好进针力量,以免刺破肺组织或血管,形成气胸或出血。

2. 穿刺针头与橡皮管和检压计的连接必须严密,切不可漏气。

3. 如针头被阻塞时,可轻轻挤压橡皮管或轻动针头,避免刺破脏层胸膜。

【思考题】

1. 为何平静呼吸时,吸气和呼气时胸膜腔内压都是低于大气压?

2. 气胸时可出现哪些病理情况?

3. 维持胸内负压的条件有哪些?

4. 简述胸内负压的生理意义。

(雪合热提·伊纳也提)

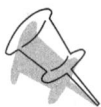

实验十九　离体小肠平滑肌运动

【实验目的】

学习动物离体器官灌流的方法,观察化学物质对离体小肠平滑肌运动的影响,加深对消化道平滑肌生理特性的理解。消化道平滑肌具有与心肌、骨骼肌不同的生理特性,主要表现在自动节律性缓慢而不规则、伸展性较大、兴奋性较低,具有一定的紧张性,对化学物质、温度改变及牵张刺激较为敏感。

【实验对象】

兔或豚鼠。

【实验器材与药品】

改良式离体组织灌流装置、BL-420 生物信号采集处理系统、张力换能器(量程为 10g)、铁支架、温度计、1ml 注射器、腰穿长针头、烧杯、台氏溶液、1∶10 000 肾上腺素溶液、1∶10 000 乙酰胆碱溶液、1%CaCl$_2$溶液、NaOH 溶液(1mol/L)、HCl 溶液(1mol/L)等。

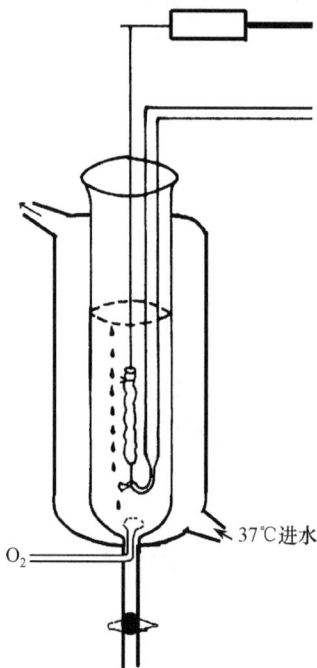

图 3-19-1　改良式离体组织灌流装置

【方法和步骤】

1. 改良式离体组织灌流装置的准备 (图 3-19-1)　在改良式离体组织灌流装置,事先向中心管内加台氏液 10ml,在玻璃管壁上作一标记。实验时加台氏液,每次均加到这一标记处。开启恒温槽,使其温度保持于 37℃。通气管用橡皮管与球胆相连,球胆内装有混合气体(5%CO$_2$和 95%O$_2$),通气管前端较细,使逸出的气泡细小而均匀。台氏液储瓶放置较高位置,与平滑肌槽入口相连(途中有恒温装置),以便作更换台氏液之用。

2. 制备标本　将兔或豚鼠执于手中倒悬,用木槌猛击后脑部,使其昏迷,立即剖开腹腔,找出胃幽门与十二指肠交界处,以此处为起点取长 20~30cm 的肠管。用台氏液冲干净肠段内容物后,置于低温(4℃~6℃)的台氏液内。实验时剪取一段长约 2cm 的肠段,用细丝线于其两端各扎一结,一端系于固定钩上,另一端与张力换能器相连,适当调节换能器高度,使其与标本之间松紧度合适。并且注意连线垂直,不得与浴槽的管壁接触,以避免摩擦。

3. 连接实验装置　张力换能器输入端连至通道 2,启动 BL-420 生物信号采集处理系统,点击 BL-420 菜单"实验项目",选择"消化道平滑肌生理特性"。

4. 实验观察

（1）自动节律收缩:描记一段离体小肠平滑肌的收缩曲线,此时不给予任何刺激,观察收缩曲线的节律、波形和幅度。（注意:收缩曲线的基线升高,表示小肠平滑肌的紧张性升高;相反,收缩曲线的基线下降,表示紧张性降低。）

（2）乙酰胆碱的作用:用 1ml 注射器取 1 :10 000 乙酰胆碱 0.3ml,插入中心管内。将乙酰胆碱注入后,观察小肠平滑肌的收缩曲线的变化。在观察到明显的效应后,更换台氏液,反复 3 次,以洗涤残留的乙酰胆碱。待平滑肌收缩恢复后,进行下一观察。

（3）肾上腺素的作用:同上法,将 1 :10 000 肾上腺素溶液 0.3ml 注入中心管内,观察小肠平滑肌的收缩变化。

（4）氯化钙的作用:同上法注入 1% $CaCl_2$ 溶液 0.3ml,观察平滑肌的反应。

（5）盐酸的作用:同上法注入 1mol/L 的 HCl 溶液 0.3ml,观察平滑肌的反应。

（6）氢氧化钠的作用:给予 1mol/L 氢氧化钠溶液 0.3ml,观察平滑肌的反应。

【注意事项】

1. 加药液以前,应先准备好更换用的 37℃ 的台氏液。
2. 上述各药液加入的量系参考数据,可以根据平滑肌的反应而改变加入量。
3. 每次效果明显后,立即放掉含药液的台氏液,并冲洗多次,以免平滑肌出现不可逆反应。

【思考题】

1. 小肠平滑肌有什么特性? 上述各种因素如何影响小肠平滑肌运动?
2. 有一未知药液,加入浴槽内,可引起平滑肌收缩幅度加大,基线升高,如果事先加入阿托品,再加入此药液,平滑肌基本上无反应,设想此药液中可能含有什么物质?

（艾努尔·加里里）

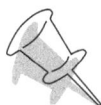

实验二十　影响尿生成的因素

【实验目的】

本实验通过对麻醉动物进行膀胱插管术,收集并记录尿流量,进而观察在不同作用下的尿量变化。其目的在于学习动物尿液的收集和记录方法,了解影响尿液生成的因素,并分析其作用机制。

【实验原理】

尿生成的过程包括肾小球的滤过;肾小管和集合管的重吸收;肾小管和集合管的分泌、排泄过程。凡影响上述过程的因素,都可能影响尿的生成从而影响尿量。

【实验对象】

家兔。

【实验器材与药品】

兔手术台、哺乳动物手术器械、注射器(1ml、2ml、5ml、10ml)、多色丝线、纱布、BL-420 生物信号采集系统、压力换能器、动脉插管、静脉插管、双极保护电极、尿糖试纸、生理盐水、20%氨基甲酸乙酯、20%葡萄糖注射液、0.2%肝素生理盐水溶液、1 :10 000 去甲肾上腺素、垂体后叶素、速尿。

【方法和步骤】

1. 家兔称重后,自耳缘静脉注入 20%乌拉坦(5ml/kg)进行麻醉。仰卧位固定于兔台上,剪去颈部和腹股沟部的被毛。

2. 在颈部正中切皮,分离皮下组织,暴露气管并进行气管插管,分离左侧颈总动脉、颈外静脉和右侧迷走神经并分别穿线备用。

3. 分别进行颈外静脉插管(输液用)和颈动脉插管(测血压)。

4. 将导尿管(头部沾有液状石蜡,管内充满水)插入尿道中。

5. 手术完成后,让动物安静 5 分钟 ,调整各记录装置,描记动脉血压和尿量作为正常对照。

6. 实验观察

(1) 记录正常尿量。

(2) 自耳缘静脉迅速注射 38℃生理盐水 2ml,观察血压和尿量的变化。

(3) 结扎并剪断右侧迷走神经,用中等强度的脉冲电流刺激其外周端 20~30秒使血压维持在 40~50mmHg,观察血压和尿量的变化。

(4) 先收集尿液 2 滴进行尿糖定性试验作为对照,然后自耳缘静脉注射 20%葡萄糖溶液(1.5ml/kg)。观察血压和尿量的变化。并取尿液 2 滴做尿糖定性实验。

(5) 由耳缘静脉注入 1 :10 000 去甲肾上腺素 0.3 ml,观察血压和尿量的变化。

(6) 由耳缘静脉注入速尿(furosemide)注射液 0.2ml,观察血压和尿量的变化。

（7）由耳缘静脉注入垂体后叶素 2 单位,观察血压和尿量的变化。

【注意事项】

1. 实验前应给兔多喂青菜,或用橡皮导尿管向兔胃中灌入 40 ~ 50ml 清水,以增加其基础尿量。

2. 注意保护兔耳缘静脉。

【思考题】

1. 记录各项实验中血压和尿量的变化结果,解释各项实验结果。

2. 血压的高低与尿量之间有何种关系? 是否是绝对平行的关系? 述说其道理。

（艾努尔·加里里）

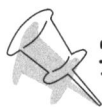

实验二十一 反射弧的分析与脊髓反射的观察

【实验目的】

用脊蛙分析、观察屈肌反射反射弧的组成部分;探讨反射弧的完整性与反射活动的关系,观察脊髓的反射活动并研究脊髓反射中枢活动的若干特征。

【实验原理】

在中枢神经系统参与下,机体对内外环境变化所作出的规律性应答称为反射。一些较简单的反射只需通过中枢神经系统的低级部位就能完成,而较复杂的反射需要较高级中枢部位的整合方能完成。反射活动的结构基础是反射弧,它一般包括感受器、传入神经、神经中枢、传出神经和效应器五部分。反射弧的任何部分受到破坏均不能实现完整的反射活动。脊髓与高位中枢断离的动物称为脊动物（如脊蛙、脊猫）,此时动物产生的各种反射活动为单纯的脊髓反射。由于脊髓已失去高级中枢的正常调节作用,故利于观察和分析研究反射过程的某些特征。

在反射活动中,由于神经元特别是中间神经元联系方式的不同,使反射活动表现出某些特征,如反射时(完成某一反射所需的时间)的长短、反射活动空间范围的大小、持续时间长短等。

【实验动物】

青蛙或蟾蜍。

【实验器材与药品】

蛙类手术器械、铁支架、双凹夹、电刺激器、刺激电极、秒表、棉球、纱布、培养皿、烧杯、0.5%硫酸、2%硫酸溶液。

【实验步骤】

制备脊动物 取蟾蜍或青蛙一只,用粗剪刀横向伸入口腔,剪去上方颅部,保留其下颌,制成脊蟾蜍。或用探针由枕骨大孔刺入颅腔,捣毁脑组织以制备脊蟾蜍。用肌夹夹住下颌,将脊蟾蜍挂在铁支架上(图 3-21-1)。

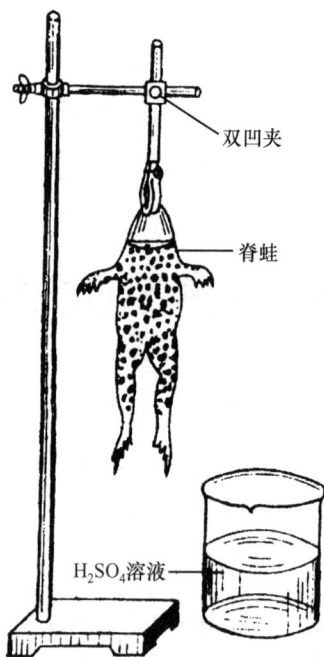

图 3-21-1 脊蛙的悬挂方法示意图

【实验观察】

1. 反射时间的测定 用培养皿盛 0.5%硫酸溶液,将蟾蜍任一后肢的脚趾尖浸入硫酸溶液中,同时用秒表记录从浸入时起至腿发生屈曲所需要的时间,即反射时。观察后立即将该足趾浸入清水中浸洗数次,然后用纱布拭干,按上法重复三次,求其平均值。

2. 反射中枢活动的某些基本特征

(1)空间总和:将两个刺激电极各连入刺激器的输出端,然后分别与蟾蜍同一后肢相同的皮肤区域接触,用单个刺激找出引起屈肌反射的阈值,再用略低于此阈值的阈下刺激分别给以单个刺激,如均不引起反应,则把两个电极放在皮肤的同一区域,距离不超过 0.5cm,同时给予上述的阈下刺激,观察是否引起反射。

(2)时间总和:只放一个电极在后肢皮肤上,在给一次阈下刺激不能引起反射的情况下,换以连续刺激并依次增加刺激频率,记录哪一频率最早引起反射。

(3)后放:用适当强度的阈上刺激重复刺激皮肤,以引起蟾蜍反射活动。注意每次刺激后,反射活动是否立即停止,并计算自刺激停止起,到反射活动结束之间的时间,并比较不同强度刺激结果的差异。

(4)扩散:将一个电极放在蟾蜍后肢皮肤上,先给予弱的连续阈上刺激,观察反应。然后依次增加刺激强度,观察每次增加强度所引起反射的空间范围有何变化。

(5)抑制:用上述方法测定反射时,然后用止血钳夹住一侧前肢,给一个较强的刺激,待动物安静后再测反射时,观察其有无延长。

3. 反射弧分析

(1)用培养皿盛 0.5%硫酸溶液,将蟾蜍左侧后肢的中趾趾尖浸于硫酸溶液中,观察反射活动有无发生,然后用烧杯盛自来水洗去皮肤上的硫酸液并用纱布轻轻拭干。

（2）沿左侧后肢踝关节上方做一环状皮肤切口,将足部皮肤剥掉,重复步骤（1）。

（3）按步骤（1）的方法以硫酸液刺激右侧足趾尖,观察反射活动。

（4）在右侧大腿背侧剪开皮肤,在股二头肌和半膜肌之间分离找出坐骨神经,将该侧坐骨神经做双向结扎,在结扎中间将神经剪断。重复步骤（3）。

（5）刺激神经两端:分别以连续方式电刺激右侧坐骨神经中枢端、外周端,观察同侧及对侧后肢反应。

（6）将浸以2%硫酸液的小滤纸片一块,贴在蟾蜍下腹部皮肤上,观察蟾蜍有无出现搔扒反射,然后用清水洗掉腹部皮肤上硫酸液并拭干。

（7）用探针捣毁脊髓后并重复步骤（6）,观察蟾蜍有无出现搔扒反射。

（8）重复步骤（5）,观察反应。

（9）刺激腓肠肌:直接刺激右侧腓肠肌,观察有何反应。

【注意事项】

1. 使用硫酸时应特别小心,严防滴漏到皮肤、衣服和实验台上。

2. 剪去颅脑部位应适当,太高则部分脑组织保留,可能会出现自主活动,太低则伤及上部脊髓,可能使上肢反射消失。

3. 浸入硫酸的部位应限于趾尖,勿浸入太多。

4. 测定反射时,每次浸入硫酸的足趾及其范围应该相同,以便使每次刺激部位和强度相同,每次测定后必须用清水冲洗足部并擦干。

【思考题】

1. 讨论影响反射时间长短的主要原因及测定反射时间的意义。

2. 反射中枢活动的基本特征有哪些?

3. 除屈肌反射和搔扒反射外,你还可以举出哪些脊髓反射?

（吴桂霞）

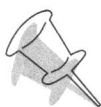

实验二十二 大脑皮层运动区机能定位

【实验目的】

观察电刺激大脑皮层运动区的不同区域引起的肌肉运动,了解皮层运动区的功能定位特征。

【实验原理】

大脑皮层运动区通过锥体系和锥体外系控制脊髓前角运动神经元和脑神经运动神经元的活动,以支配肌肉的运动。皮层运动区对肌肉运动的支配呈有序的排列,且随动物的进化逐渐精细。鼠和兔的大脑皮层运动区机能定位已具有一定的雏形,而灵长类动物和人类的皮层运动区已具有精细的机能定位。电刺激大脑的某些部位,能引起特定肌肉或肌群的收缩运动。皮层运动区功能定位的特征是:投射纤维左右交叉;整体倒置投射,但头面部是正立的;投射区域面积的大小与运动的精细程度有关。

【实验动物】

家兔。

【实验器材与药品】

哺乳动物常用手术器械、兔手术台、骨钻、咬骨钳、20%氨基甲酸乙酯、温生理盐水、骨蜡或明胶海绵、BL-420 生物信号采集处理系统。

【实验步骤】

1. 称重　将实验动物兔称重。
2. 麻醉　耳缘静脉注射 20%氨基甲酸乙酯(3ml/kg),判断麻醉效果。

3. 固定　麻醉后将其仰卧位固定于手术台,剪去颈前区毛。

4. 颈部手术　颈部正中切口 5~7cm,分离皮下筋膜、肌肉。分离气管,在第三至第四个软骨环间做倒"T"字形环行切口,插入气管插管。

5. 开颅手术　将兔改为俯卧位固定。剪去头部的毛,在头顶部正中纵行切开皮肤,再自中线切开骨膜,以刀柄剥离肌肉,推开骨膜。用骨钻在一侧冠状缝后矢状缝外的骨板上钻孔(如图 3-22-1),勿伤及硬脑膜。用咬骨钳沿骨孔逐渐扩大创口,直至两侧大脑半球表面基本暴露。注意不能损伤硬脑膜血管,需要时用明胶海绵止血。用小镊子夹起硬脑膜并仔细剪开,暴露脑组织。将 37℃液状石蜡滴在脑组织表面,以保护脑组织。术毕解开动物固定绳,以便观察躯体运动效应。

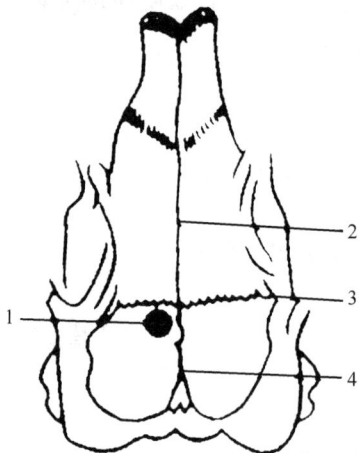

图 3-22-1　兔颅骨标志图

1. 钻孔处; 2. 矢状缝; 3. 冠状缝;
4. 人字缝

【实验观察】

1. 用适宜强度的刺激（波宽 0.1 ~ 0.2ms，电压 5 ~ 10V，频率 20 ~ 100Hz）逐点刺激大脑皮层的不同部位，观察并记录刺激引起的骨骼肌反应情况。每次刺激 5 ~ 10 秒，每次刺激后休息约 1 分钟。

2. 在皮层轮廓图（预先绘制）上标出对应各个部位肌肉运动的皮层刺激点（图 3-22-2）。

3. 在另一侧大脑皮层上重复上述实验。

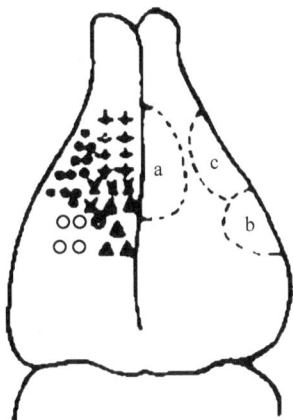

【注意事项】

1. 麻醉不可过深。

2. 在开颅手术接近矢状缝时尤要注意勿损伤矢状窦，避免大出血，可将手术刀柄伸入矢状缝下，使矢状窦与骨板分离。继续向对侧扩大开口，使大脑两半球大部分暴露。

3. 刺激电极的距离要小，但勿短路。刺激不宜过强。刺激大脑皮层引起骨骼肌收缩的潜伏期较长，故每次刺激应该持续 5 ~ 10 秒才能确定有无反应。

图 3-22-2　兔皮层机能定位图
a. 中央后区；b. 脑岛区；c. 下颌运动区；○. 头、下颌；△. 前肢；+. 颜面肌和下颌

【思考题】

1. 刺激兔大脑皮层一定区域对一定部位的躯体运动有何影响？这种现象说明什么？

2. 为什么此次实验中要选择浅麻醉？

3. 术中如果出现少量渗血、涌血、大出血时该如何处理？

（吴桂霞）

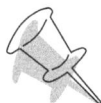

实验二十三　去大脑僵直

【实验目的】

观察去大脑僵直现象，了解高位中枢对肌紧张的调节作用。

【实验原理】

中枢神经系统对肌紧张具有易化和抑制作用。在正常情况下，通过这两种作

用使肌肉保持适当的紧张度,以维持机体的正常姿势。脑干网状结构是这两种作用发生功能联系的一个重要整合机构。在动物中脑的上、下丘之间横切脑干(此种动物称去大脑动物)则抑制肌紧张的作用减弱而易化作用相对增强,动物出现四肢伸直、头尾昂起、脊柱后挺等伸肌紧张性亢进的特殊姿势,称去大脑僵直。

【实验对象】

家兔。

【实验器材及药品】

哺乳动物常用手术器械、兔手术台、骨钻、咬骨钳、20%氨基甲酸乙酯、温生理盐水。

【实验步骤】

1. 称重　将实验动物兔称重。

2. 麻醉　耳缘静脉注射20%氨基甲酸乙酯(5ml/kg),判断麻醉效果。

3. 固定　麻醉后将其仰卧位固定于手术台,剪去颈前区毛。

4. 颈部手术　颈部正中切口5~7cm,分离皮下筋膜、肌肉。

(1) 气管插管:分离气管,在第三至第四个软骨环间做倒"T"字形环行切口,插入气管插管。

(2) 分离两侧颈总动脉穿线结扎。

5. 开颅手术　将兔改为俯卧位固定。剪去头部的毛,在头顶部正中纵行切开皮肤,再自中线切开骨膜,以刀柄剥离肌肉,推开骨膜。用骨钻在一侧冠状缝后矢状缝外的骨板上钻孔,勿伤及硬脑膜。用咬骨钳沿骨孔逐渐扩大创口,咬去人字缝处的颅骨,暴露大脑后缘。解开动物固定绳,以便观察躯体运动效应。

6. 横切脑干　将兔头托起,使鼻骨前缘与桌面成60°角,用手术刀柄从大球半球后缘轻轻翻开半球,露出四叠体(上丘较粗大,下丘较小),然后用手术刀刀背(或切脑刀)在上、下丘之间,略向前倾斜切至颅底,同时向两侧拨动、推压,将脑干完全切断(如图3-23-1所示)。

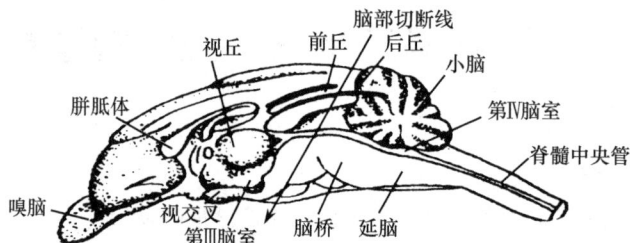

图3-23-1　在上、下丘之间切断脑干

可见兔四肢伸直、头后仰、尾上翘,呈角弓反张状态,即为去大脑僵直现象(图 3-23-2)。

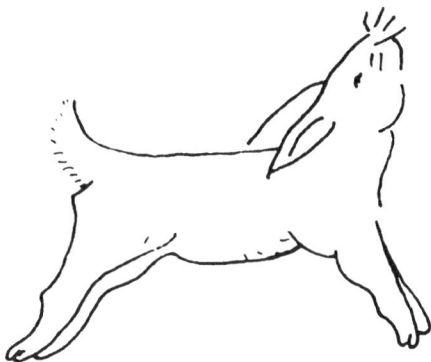

图 3-23-2 兔去大脑僵直现象

【注意事项】

1. 在开颅手术接近矢状缝和人字缝时尤要注意勿损伤矢状窦和横窦,避免大出血。

2. 切断脑干的部位不能过低,以免伤及延髓呼吸中枢,引起呼吸停止。

3. 如果切断部位偏高,不出现去大脑僵直现象,可将刀背稍向尾侧倾斜再切一刀。

【思考题】

1. 在中脑水平切断兔脑,动物姿势有何变化?为什么?如在下丘后方再次横断脑干,动物姿势有何变化?为什么?

2. 如果在上述结果的基础上切断脊髓后根,将会对肌紧张产生什么影响?为什么?

(吴桂霞)

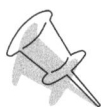

实验二十四 毁损小白鼠一侧小脑的观察

【实验目的】

观察一侧小脑损伤后对肌紧张和身体平衡等躯体运动的影响,了解小脑对躯体运动的调节机能。

【实验原理】

小脑是调节躯体运动的重要中枢之一,古小脑(绒球小结叶)调节身体的平衡,旧小脑参与调节肌紧张和随意运动的协调、新小脑参与随意运动的设计。小脑受损后可出现随意运动失调、肌张力减退、躯体失衡等症状。

【实验对象】

小白鼠。

【实验器材与药品】

小动物手术器械、鼠手术台、大头针(或注射针头)、200ml 烧杯、药棉、乙醚。

【方法和步骤】

1. 术前观察　正常小白鼠的活动(姿势、肌张力以及运动的表现)。

2. 麻醉　将小白鼠罩于烧杯内,放入一浸透乙醚的棉球使其麻醉。待动物呼吸变深慢且不再有随意运动时,将其取出,俯卧位缚于鼠台上。

3. 手术　沿头部正中线剪开头皮直达耳后部,以左手拇、食两指捏住头部两侧,用棉花将顶间骨上一层薄的肌肉往后推压分离,使包于小脑外的顶间骨能更多地显示出来,通过透明的颅骨即可看到小脑的位置。用大头针尽量远离中线处穿透一侧顶间骨,进针约 2mm。将针伸向前方,自前向后,将一侧小脑浅层捣毁。然后将针取出,以棉球止血。

4. 观察　放开小白鼠,待麻醉作用消失后,观察其姿势的平衡和两侧肢体肌肉的紧张度,有无旋转或翻滚动作。

【实验结果】

记述小白鼠小脑损伤后的症状。

【注意事项】

1. 注意勿使麻醉过深,以防死亡,也不要完全密闭烧杯,避免窒息死亡。

2. 左手持头部时,在捏住鼠头两侧的同时,还要稍微将其往上抬起,避免针刺用力不当而致小白鼠死亡。

3. 捣毁小脑时,不可刺入过深,以免伤及中脑、延髓或对侧小脑,也不能过浅,小脑未被损伤,反而成为刺激作用。

4. 实验后应将小白鼠处死(颈椎脱臼法)后再丢弃入垃圾袋。

【思考题】

1. 小脑在调节躯体运动中有何作用？
2. 解释一侧小脑损伤后出现的症状。

（魏媛媛）

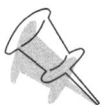

实验二十五　大脑皮层诱发电位

【实验目的】

学习诱发电位的记录方法，观察电刺激躯体感觉神经，在大脑皮层相应区域引出的诱发电位。了解波形特征和形成原理。

【实验原理】

诱发电位一般是指感觉传入系统，包括感觉器官、感觉神经或感觉传导途径上的任何一点受到刺激时，在中枢神经系统内诱发产生的电位变化。在皮层上某一局限区域引出的这种电位变化称为皮层诱发电位。由于皮层随时在活动并产生自发脑电波，因此诱发电位时常夹杂出现在自发脑电波上，自发脑电越小则诱发电位越清楚，因而常使用深度麻醉方法来压低自发脑电和突出诱发电位。

【实验对象】

家兔。

【实验器材与药品】

哺乳类动物手术器械、兔手术台、骨钻、咬骨钳、骨蜡、保护电极、MedLab 生物信号采集处理系统、2mm×5mm 铜螺丝 2 只或皮层引导电极（可用银丝电极，头端呈球形，制成弹簧状）、滴管、棉花、20% 氨基甲酸乙酯溶液、38℃ 液状石蜡。

【实验步骤】

1. 麻醉动物　耳缘静脉注射 20% 氨基甲酸乙酯溶液（5ml/kg）麻醉家兔，注意观察兔的反应，在实验过程中可酌情补充麻醉药，以维持于一定的麻醉深度，一般以呼吸维持在每分钟 20 次左右，皮层自发电位较小为宜。
2. 气管插管　将家兔仰卧固定，行气管插管术。

3. 分离桡浅神经　将家兔俯卧固定,在右侧前肢肘部的桡侧切开皮肤,寻找分离桡浅神经约 3cm 长,用一沾有液状石蜡(38℃)的棉花包裹保护之,并将皮肤切口关闭夹好备用。

4. 头部手术　剪去头顶部兔毛,正中切开皮肤,用刀柄钝性分离骨膜,暴露颅骨骨缝。在左侧颅骨的冠状缝后 3mm,矢状缝旁开 4mm 的位置用骨钻钻一小孔(直径约 1.5mm),如遇出血用骨蜡止血,将铜螺丝旋入孔内,旋到底,使铜螺丝的头部与硬脑膜相接触。用同法将另一个铜螺丝旋入远离第一个铜螺丝的颅骨内,或在小孔内放入引导电极并使引导电极接触硬脑膜。

5. 连接实验装置

(1) 保护电极将桡浅神经钩好并用液状石蜡棉球保护,无关电极夹在头皮切口缘上,动物接地,并把整个手术台连同动物放入屏蔽箱。

(2) 刺激电极和引导电极分别与 BL-420 生物信号处理系统的刺激输出和输入接口相连。

(3) 打开计算机,启动 BL-420 生物信号采集处理系统,点击面板"实验项目",选择"家兔大脑皮层诱发电位"。

【实验观察】

1. 刺激桡浅神经,可见同侧肢体轻微抖动,逐渐增加刺激强度,观察辨认皮层诱发电位,如诱发电位不明显,可移动引导电极的位置,寻找较大、恒定的诱发电位区域。

2. 用 1Hz 的连续脉冲刺激神经,可在显示屏上见到一个稳定的先正后负的诱发电位图像(图 3-25-1)。

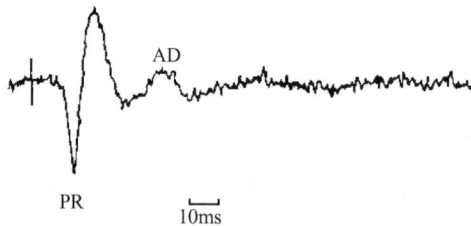

图 3-25-1　兔大脑皮层平均诱发电位
PR:主反应; AD:后发放

【实验结果】

绘制(打印)一个典型的先正后负的诱发电位图像。

【注意事项】

1. 动物麻醉适当深些,使自发脑电波抑制,诱发电位才会明显地显示出来。
2. 手术过程中尽量减少出血,一旦血管破裂出现血凝块,将会影响实验结果。
3. 在颅骨上钻孔时,切勿损伤硬脑膜。
4. 对神经要注意保温与防止干燥。
5. 引导电极接触皮层时,要松紧适度,压得太紧,会损伤皮层,影响结果。
6. 整个实验要防干扰。

【思考题】

1. 试分析诱发电位潜伏期长短同什么相关。
2. 皮层诱发电位的主反应是否是动作电位?
3. 如何区别皮层诱发电位与自发脑电?

(魏媛媛)

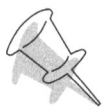

实验二十六　人体脑电观察

【实验目的】

1. 了解人体脑电图描记的基本方法。
2. 观察正常人清醒时的脑电图,并初步分析其波形。

【实验原理】

大脑皮层存在着持续不断的电活动,这些电活动表现为不同频率、幅值和波形的电位变化。借助于两个放在头皮上的电极通过脑电图机便可观察到脑电活动的图形称为脑电图,脑电图可能是大脑皮层神经元兴奋性或抑制性突触后电位的综合电位变化。脑电图波形按其频率和振幅的不同,可分为四类:α 波(1~13 次/秒,20~100μV),β 波(14~30 次/秒,5~20μV),θ 波(4~7 次/秒,100~150μV),δ 波(1~3.5 次/秒,20~200μV)。α 波是脑电图的基本节律,主要出现大脑半球后半部,特别是枕叶部位,在安静闭目不暇接时即出现,持续1~2秒钟而在睁眼思考问题或突然听到声响时消失,此称"α 波阻断"(图 3-26-1)。

【实验对象】

健康人。

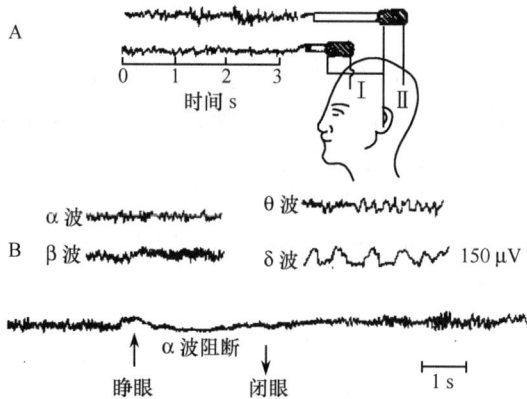

图 3-26-1 正常人体脑电图波形

【实验器材】

脑电图机,脑电极,耳电极,导电胶,电极帽,75%酒精,棉球。

【实验步骤】

1. 受试者舒适地坐在靠背椅上,戴上松紧带电极帽,用酒精棉球擦干净右耳垂及枕部皮肤各一块,安装电极,皮肤与电极间涂以电极膏。枕部安装引导电极,耳垂安装参考电极,电极通过电极导线与脑电图机相连。

2. 接通电源,观察有无肌电干扰。嘱受试者肌肉放松,去除肌电干扰。

3. 命受试者放松并闭目,不思考问题,观察一段脑电变化。当见到 α 节律后,令受试者睁眼 5 秒,观察有否"α 波阻断"现象出现,如此反复进行多次。

4. 受试者闭目安静情况下,接受一声音刺激,观察 α 波是否减弱或消失。

5. 待 α 节律恢复后,令受试者做简单的心算,观察受试者计算过程中的 α 波阻断现象。

【实验结果】

剪贴或描绘实验结果,并进行分析。

【注意事项】

1. 实验室内应保持安静,室温在 20℃左右,光线稍暗。

2. 如有肌电干扰,嘱受试者呼吸均匀,放松肌肉,停止眨眼、咀嚼或吞咽等动作。

3. 实验需防外界干扰,人体要接地,实验要在屏蔽室内进行。

4. 更换导联时,应先将记录笔关闭,避免损坏记录笔。

【思考题】

1. 试述脑电图产生的一般原理。
2. 如何识别 α 节律与 α 波阻断？
3. 脑电图的描记有何临床价值？

（魏媛媛）

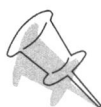

实验二十七 视 力 测 定

【实验目的】

1. 学习测定视力的方法。
2. 掌握视力的概念。

【实验原理】

视力又称视敏度,是指眼分辨物体细微结构的能力,通常用人眼所能看清的最小视网膜像的大小或最小视角的大小来表示。视力的测定是用来检查视网膜中央凹精细视觉的分辨能力。临床规定,当视角为 1 分角时,能分辨两个可视光点或看清细致图像即为正常视力。视力表就是根据视角原理制成的。

国际标准视力表由大小不同的 E 字排成 12 行,自上而下逐渐缩小。当受检者在远离视力表 5m 的距离上注视该表第 10 行字时,该行的每个 E 字缺口的两个光点到达眼球恰好形成 1 分视角(见图 3-27-1),此缺口在视网膜像中的距离约 5μm,若单眼能够分辨则为正常视力,并规定其视力为 1.0。若某人须在距表 2.5m 处始能辨认第 10 行字,根据公式:

$$受检者视力 = \frac{受检者辨认某字的最远距离}{正常视力辨认该字的最远距离}$$

计算可得,其视力为 2.5/5=0.5(低于正常视力)。

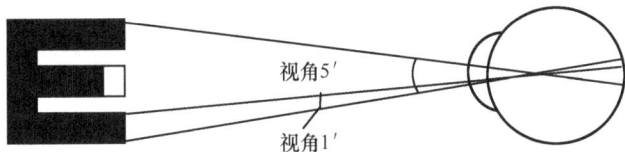

图 3-27-1 视力表测定原理

【实验对象】

人。

【实验器材】

视力表(5m 远用)、遮眼板、指示棍、米尺。

【实验步骤】

1. 将视力表挂在光线充足的墙壁上,使视力表第 10 行字与受检查者的眼同高。受试者站在距视力表前 5m 处。

2. 令受试者自己先用遮眼板遮住一只眼,用另一只眼注视视力表。主试者用指示棒从表的第一横列开始,依次指向各列,让受试者说出各缺口的方向,直到受试者能辨认清楚的最小一行为止。此时可从视力表上直读其视力值。

3. 用同样的方法检测另一眼的视力。

4. 若受检者对最上一行字也不能辨认,则须令其向前移动,直至能辨清最上一行字为止,并按上述公式推算视力。

【注意事项】

1. 检查视力时应注意照明条件的相对恒定,因照明条件和光亮对比均可影响视敏度。

2. 受试者距视力表的距离要准确。

【思考题】

1. 分辨物体的精细结构时,为什么眼睛必须直视而不能斜视? 试从视网膜的组织结构特点加以说明。

2. 某受检查者在 4m 处能看清视力表的第 10 行字,其视力是多少? 在 4m 处只能看清第 1 行字,其视力又是多少?

(聂永梅)

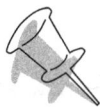

实验二十八　视野的测定

【实验目的】

通过实验了解视野测定的方法和视野检测的意义。

【实验原理】

视野是以单眼固定、注视正前方某一点不动时,所能看到的空间范围。测定视野有助于了解视网膜、视觉传导途径的机能。正常人的视野范围,鼻侧和额侧较窄,颞侧与下侧较宽。在相同亮度下,白色视野最大,黄蓝色次之,再次为红色,绿色视野最小。不同颜色视野的大小,不仅与面部结构有关,还取决于不同光敏感特性的感光细胞在视网膜上的分布情况。

【实验对象】

人。

【实验器材】

视野计、各色(白、红、黄、绿)视标、视野图纸、铅笔、遮眼板。

【实验步骤】

1. 熟悉视野计构造　最常用的弧形视野计(图3-28-1)是一个半圆形的金属弧架安在支架上,可进行绕水平轴360°的旋转。圆弧的中央有一圆形小镜或白圆点,圆弧外面有刻度,其表示由白色圆点射向视网膜周缘的光线与视轴所形成的夹角,视野界限即以此夹角的角度来表示。圆弧的对面支架上设置有下颌托和眶托。

2. 测试准备　将视野计放在光线充足的桌面上,受检者背光而坐,下颌放在下颌托上,眼眶下缘靠在眶托上,调整下颌托高度,使眼睛与圆弧中央的圆形小镜或白色圆点恰好在同一水平线上。

3. 测试方法　受检者用遮光板遮住一只眼,另一眼固定注视圆弧中央的小镜,主试者用白色视标从圆弧内面的周边向中央缓缓移动。事前嘱受检者看到视标物时立即报告。受检者报告后,便将视标向周边部位移动一段距离,重复测定,待测得一致结果后,记下发现视标的圆弧刻度,将其记录到视野图纸(图3-28-2)的相应经纬度上。记录完毕,把圆弧转动45°

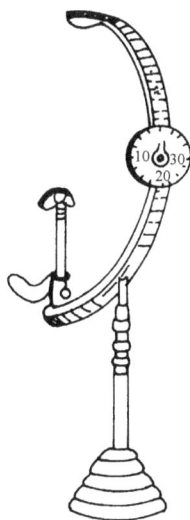
图3-28-1　弧形视野计

角,重复上述操作。如此可测出8个点,将8个点连接起来,便得出被测眼的白色视野图(测的角度越小,次数越多,其视野图越精确)。

4. 用同样的方法再分别测出红、绿、蓝等色视野图及另一眼的视野图。

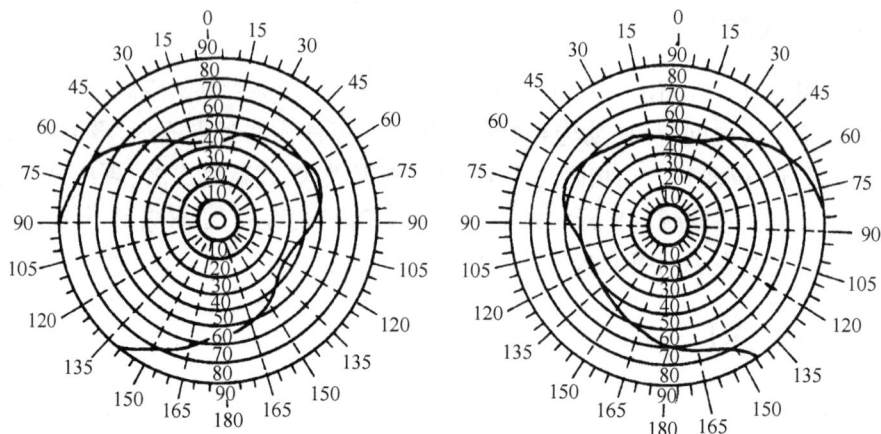

图 3-28-2　视野图纸

【实验结果】

根据测试结果在视野图纸上画出受试者的白色、蓝色、红色、绿色视野图。并将视野图贴在实验报告上。

【注意事项】

1. 测白色视野时,只要求受检者能看见白色的影子,而测红、黄、绿色视野时,则必须要能分清其为何种颜色为止。

2. 测红、黄、绿色视野时,预先不能让受检者看见视标的颜色。

3. 实验过程中,可让受检者适当休息,以避免眼睛疲劳而影响实验结果。

【思考题】

1. 某患者左眼颞侧视野、右眼鼻侧视野出现缺损,试判断其病变的可能部位。

2. 夜盲症患者的视野有无变化,为什么?

(聂永梅)

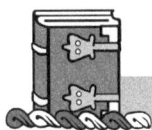

第四章　病理生理学实验选编

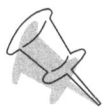

实验一　家兔急性肺水肿及治疗

【实验目的】

1. 复制家兔实验性肺水肿模型。
2. 了解急性肺水肿表现及其发生机制。
3. 探讨急性肺水肿的治疗方案。

【实验原理】

肺水肿是由血浆从毛细血管渗透至肺间质或肺泡所造成的。肺水肿为临床上常见的心源性水肿,分为间质性和肺泡性两类,可同时并存或以某一类为主。间质性肺水肿大都为慢性,肺泡性可为急性或慢性肺水肿。本实验主要是通过静脉大量滴注生理盐水并注射肾上腺素,导致急性心源性肺泡性肺水肿。中毒剂量的肾上腺素使心动速度加快,左心室不能把注入的血液充分排出,左心室舒张期末压力递增,可引起左心房的压力增高,从而使肺静脉发生淤血,肺毛细血管液体静压随之升高,使组织液形成增多,不能为淋巴充分回流,即可形成肺水肿。

【实验动物】

家兔,雌雄不限。

【实验器材与药品】

山莨菪碱、呋塞米(速尿)、动脉插管、气管插管、静脉插管及静脉输液装置、注射器、兔急性手术器械、烧杯、纱布、线、胶布、兔手术台、BL-420 生物信息采集系统,婴儿秤。

【观察指标】

①呼吸、心率;②血压;③啰音;④血气;⑤插管内是否有粉红色泡沫液体流出;⑥肺系数;⑦肺大体改变。

【方法与步骤】

1. 分 4 个实验小组,各取家兔 1 只,分为:①对照组;②实验组;③山莨菪碱治疗组;④速尿治疗组。

2. 称重,用 20% 乌拉坦 5ml/kg 耳缘静脉注射麻醉,固定于兔台上。

3. 剪去颈部被毛,进行颈部手术,分离气管和一侧颈总动脉,一侧颈外静脉。倒"T"形切开气管,插入气管插管,用棉线结扎固定。

4. 肝素化后,做动脉插管和静脉插管,动脉管连于 BL-420 生物信息采集系统,静脉管连于输液装置。

5. 各组动物分别描记正常呼吸和血压曲线,并用听诊器听肺呼吸音。

6. 输入 37℃生理盐水(输入总量按 150ml/kg～180ml/kg,输速 180～200 滴/分),待滴注接近完毕时立即向输液瓶中加入肾上腺素(0.5ml/kg)继续输液(对照组不加肾上腺素)。

7. 治疗组立即进行抢救。速尿治疗组耳缘静脉注射速尿(1ml/kg),观察疗效;山莨菪碱治疗组耳缘静脉注射山莨菪碱(1.5ml/kg),观察疗效。

8. 密切观察以下情况:①呼吸有否急促、困难;②肺部是否出现湿性啰音;③气管插管内是否有分红色泡沫液体流出。实验组如上述情况不明显,可重复使用肾上腺素,直至出现明显的肺水肿表现。

9. 所有动物均打开胸腔,用线在气管分叉处结扎以防止肺水肿液渗出,在结扎处以上切断气管,把肺取出,用滤纸吸去肺表面的水分后称重,根据"肺系数=肺重量(g)/体重(kg)"的公式计算肺系数,然后肉眼观察肺大体改变,并切开肺,观察切面的改变。

【注意事项】

1. 实验组与对照组兔的输液速度应基本一致,输液不要太快,以控制在 180～200 滴/分为宜。

2. 解剖取出肺时,注意勿损伤表面和肺组织,以防止水肿液流出,影响肺系数。

3. 在第一次使用肾上腺素后,肺水肿征象不明显时,可重复使用,两次输液间隔 10～15 分钟,不宜过频。

【思考题】

1. 本实验复制家兔急性肺水肿模型的机制是什么?
2. 试讨论抢救治疗方案的病理生理学基础是什么?

(马 琪 王俊芳)

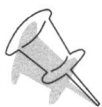

实验二 家兔酸碱平衡紊乱

【实验目的】

1. 通过复制急性呼吸性酸中毒、呼吸性碱中毒和代谢性酸中毒,观察酸碱平衡紊乱时动物机能改变及血液酸碱指标的变化。
2. 了解代谢性酸中毒的实验治疗原则。

【实验原理】

正常人体的酸碱度是十分恒定的,这是机体维持生命活动的必需条件。机体酸碱负荷过度或调节机制障碍可以引起体液酸碱度发生改变,出现酸碱平衡紊乱。血液 pH 的高低取决于血浆 HCO_3^- 与 H_2CO_3 的浓度比。因血浆 HCO_3^- 浓度原发性降低或升高引起的酸碱平衡紊乱称为代谢性酸中毒或代谢性碱中毒;因血浆 H_2CO_3 浓度原发性升高或降低引起的酸碱平衡紊乱称为呼吸性酸中毒或呼吸性碱中毒。反映呼吸性酸碱平衡紊乱的主要指标是 $PaCO_2$ 分压,反映代谢性酸碱平衡紊乱的主要指标是 BE 和 SB,AB 是实际 HCO_3^-,受呼吸和代谢两方面因素的影响,不能单独作分析,必须将 AB 和 SB 结合起分析,当 AB>SB,说明有呼吸性酸中毒;当AB<SB,说明有呼吸性碱中毒。

【实验动物】

家兔。

【实验器材与药品】

1. 手术器械 急性兔实验手术器械一套,注射器(1ml 5 具, 2ml、5ml、10 ml 注射器各 1 具),4 号针头 6 个,6 号针头 4 个,家兔手术台。
2. 仪器 BL-420 生物信号采集系统、兔呼吸机、血气分析仪。
3. 实验药品 20%乌拉坦、0.2%肝素、0.5%乳酸、5%碳酸氢钠。

【观察指标】

血压,呼吸,心率、血气指标。

【方法与步骤】

1. 动物称重后,用 20% 乌拉坦(5ml/kg 体重)耳缘静脉缓慢注射。注射期间注意观察动物肌张力、呼吸频率和角膜的变化,防止麻醉过深。麻醉后动物仰卧固定在家兔手术台上,颈部及一侧腹股沟区剪毛。

2. 分离气管及一侧颈总动脉。颈总动脉插管观察血压。气管内插入"Y"形玻璃套管。

3. 分离一侧股动脉,股动脉内插入细塑料管以备采血。

4. 自耳缘静脉注入 0.2% 肝素 5ml/kg。

5. 由股动脉取血 0.5ml,用血气分析仪测血气各项指标。以上指标作为正常对照值。

6. 复制急性呼吸性酸中毒

(1) 用止血钳将气管插管上端侧管所套橡皮管完全夹闭 1 分钟,造成兔窒息状态,观察记录血压、呼吸。

(2) 自股动脉取血 0.5ml 测血气各项指标。

(3) 松开止血钳,解除窒息,待家兔恢复正常。

7. 复制急性呼吸性碱中毒

(1) 在气管插管上安装呼吸机。用 150 次/分的速度进行 1 分钟的过度通气。

(2) 自股动脉取血 0.5ml 测血气各项指标。

(3) 解除人工呼吸机,待兔恢复正常。

8. 复制代谢性酸中毒及其实验治疗

(1) 自耳缘静脉缓慢输入 5% 乳酸溶液 20ml,观察血压,呼吸变化。5 分钟后自股动脉取血 0.5ml 测血气各项指标。

(2) 根据所测得的 BE 值,按下式进行补碱治疗:

$$BE \text{ 绝对值} \times \text{体重 kg} \times 0.3 = \text{所需补充碳酸氢钠 mmol 数}。$$

(0.3 是 HCO_3^- 进入体内分布的间隙,即体重 × 30%。)

$$5\% NaHCO_3 1ml = 0.6mmol$$

所需补充的 5% $NaHCO_3$ 治疗后 10 分钟,再取血测血气各项指标,观察是否恢复到接近正常。

9. 复制代谢性碱中毒　上述动物恢复 10 分钟后,由耳缘静脉注入 5% $NaHCO_3$(3ml/kg)。5 分钟后从股动脉取血 0.5ml 测血气各项指标。

【注意事项】

1. 注射器取血后立即将插入橡皮块的针头套上。晃动注射器,使血标本与肝素充分混匀不发生凝血。

2. 实验前动物不能过分饥饿和剧烈运动,否则会导致酸中毒。

3. 同一动物换实验项目之前必须有充分的恢复时间。

【思考题】

1. 反映呼吸性和代谢性酸碱平衡的指标有哪些?

2. 如何判断酸碱平衡紊乱的类型?

（玛依努尔·伊明艾山　孙　湛）

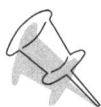

实验三　急性高血钾症及其抢救

【实验目的】

1. 掌握家兔高血钾症模型的复制方法。

2. 观察高血钾症时家兔心电图变化的特征。

3. 了解不同浓度血钾对心肌细胞的毒性作用。

4. 自行设计和实施抢救治疗方案。

【实验原理】

高钾血症对机体的危害主要表现在心脏。高钾血症可使心脏有效不应期缩短。兴奋性呈双相变化。轻度高血钾兴奋性增高,急性重度高钾血症,可导致严重传导阻滞和兴奋性消失而导致心跳停止。同时高钾血症可使心脏自律性和收缩性均下降。本实验通过静脉滴注或推注不同浓度氯化钾,使血钾浓度升高造成高血钾症,观察心电图变化,了解高血钾症对心脏的影响及抢救治疗措施。

【实验动物】

家兔,雌雄不拘,体重 2.0 kg 左右。

【实验器材与药品】

1. 20% 乌拉坦,0.2% 肝素,2%、4%、5%、10% 氯化钾生理盐水溶液,10% 氯化钙溶液,4% 碳酸氢钠溶液,葡萄糖胰岛素溶液(50% 葡萄糖 4ml 加 1 单位胰岛素)。

2. 兔手术台,小儿头皮针,手术器械一套,5ml、10ml、20ml 注射器,静脉输液装置,5ml 抗凝试管,离心机,BL-420 生物信息采集与处理系统,分光光度计。

【观察指标】

精神神经状态(兴奋、躁动、昏迷、痉挛);呼吸(频率、幅度、节律);心电图变化;血浆钾浓度。

【方法与步骤】

1. 麻醉和固定　家兔称重后,用 20% 乌拉坦溶液(5ml/ kg)从耳缘静脉缓慢注入。注射时注意观察动物张力、呼吸频率和角膜反射的变化,防止麻醉过深。将动物仰卧位固定在兔手术台上。

2. 分离股动脉　按家兔分离股动脉方法剥离血管,插入导管用于取血。取血 1ml 测定实验前的血钾浓度。

3. 将针形电极分别插入右上肢(红)、左下肢(黑)和胸部皮下(白),连接相应的通道并选择输入信号为心电。记录正常的心电图波形并测量出 P 波幅度、P—R 间期、QRS 波的宽度及幅度、S-T 段、T 波高度等。

4. 以每分钟 0.5ml 的速度推注 2% 氯化钾 1ml/kg,间隔 5 分钟再推同等剂量,共三次。第三次后采血 1ml 测定血钾浓度。

5. 以每分钟 0.5ml 的速度推注 5% 氯化钾 1ml/kg,间隔 5 分钟再推同等剂量,共三次。在每一次推注过程中如有明显的心电图变化,停止注射,截取图形测量数据,采血测定血钾浓度。

6. 注射 10% 氯化钾 1ml/kg,出现明显的心律失常、房颤、室颤波形。分别截取图形、测量数据并采血测定血钾浓度。

7. 抢救　分别选择不同时间进行抢救,例如:在有明显的心电图改变时(P 波低平、P—R 间期延长、QRS 波增宽、S-T 段呈弓背抬高、T 波明显高尖呈典型高血钾改变),分别选用 10% $CaCl_2$ 2ml/kg 或 4% $NaHCO_3$ 5ml/kg 耳缘静脉注射。

【注意事项】

1. 一定要密切观察心电图的改变,及时准确地记录并测定各项指标。

2. 针形电极一定要全部插入皮下,防止插入肌肉中以免记录出肌电干扰,影响指标观察。

3. 麻醉深度要控制好,防止家兔挣扎影响心电图观察。

【思考题】

1. 高血钾时心电图的改变有哪些?

2. 治疗时选用氯化钙、碳酸氢钠或葡萄糖胰岛素溶液的病理生理学基础是什么?

(王红梅　孙　湛)

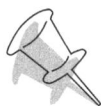

实验四　几种类型的缺氧

【实验目的】

1. 通过三种类型缺氧的模型的复制,观察缺氧过程中机体的变化。
2. 明确缺氧的概念、发生机制及其特点。

【实验原理】

本实验将小白鼠放入盛有钠石灰的密闭缺氧瓶内,是模拟大气中氧分压降低引起的乏氧性缺氧。用一氧化碳和亚硝酸钠中毒,使血红蛋白变性,是造成血液性缺氧。亚硝酸钠是强氧化剂,用亚甲蓝作为还原剂可对抗亚硝酸钠的氧化作用。氰化物可造成组织中毒性缺氧。

【实验对象】

小白鼠。

【实验器材与药品】

1. 手术器械　解剖板,剪刀,镊子,5ml 试管,5ml、2ml 吸量管,酒精灯,1ml 注射器。
2. 仪器　缺氧瓶(125ml 广口瓶)(图 4-4-1A),一氧化碳发生装置(图 4-4-1B),秒表。
3. 实验药品　钠石灰($NaOH \cdot CaO$)、甲酸、浓硫酸、5% 亚硝酸钠、1% 亚甲蓝、0.1% 氰化钾、10% 硫代硫酸钠、1% 亚硝酸钠、生理盐水。

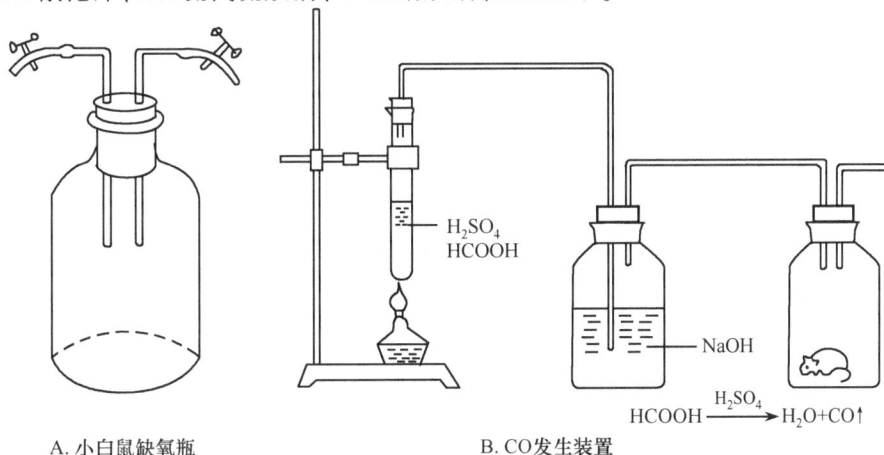

A. 小白鼠缺氧瓶　　　　B. CO 发生装置

$$HCOOH \xrightarrow{H_2SO_4} H_2O + CO\uparrow$$

图 4-4-1　二氧化碳制取装置

【观察指标】

动物的一般情况,呼吸频率(次/10 秒)及深度,皮肤和口唇的颜色,存活时间,内脏和血液颜色。

【方法与步骤】

1. 低张性缺氧

(1) 取缺氧瓶两个,一个瓶中放约 5g 钠石灰,另一个瓶中放入玻璃珠(与钠石灰所占缺氧瓶容积等量)。

(2) 取体重相近的小白鼠 2 只,同时分别放入缺氧瓶内。观察动物的一般情况,呼吸频率(次/10 秒)、深度,皮肤和口唇的颜色。

(3) 塞紧瓶塞,记录时间,以后每 3 分钟重复观察上述指标一次。

(4) 记录存活时间,待动物死亡立即打开瓶塞取出小白鼠,断尾取血 2 滴滴入 5ml 试管内用 2ml 生理盐水稀释,并解剖观察内脏和血液颜色。

2. 一氧化碳中毒性缺氧

(1) 如图 4-4-1B 装好一氧化碳发生装置。

(2) 将小白鼠一只放入广口瓶中。观察正常表现,然后与一氧化碳发生装置连接。

(3) 取甲酸 3ml 放入装置上的试管内,再加入浓硫酸 2ml,塞紧瓶口。(可用酒精灯加热,加速 CO 的产生,但不可以热至液体沸腾,因 CO 产生过多过快动物迅速死亡,血液颜色改变不明显。)

(4) 观察指标及方法同上。

3. 亚硝酸钠中毒性缺氧

(1) 取体重相近的两只小白鼠,观察正常表现后,向腹腔内注入 5% 亚硝酸钠 0.3ml,其中一只注入亚硝酸钠后,立即再向腹腔内注入 1% 亚甲蓝 0.3 ml,另一只再注入生理盐水 0.3ml。

(2) 观察指标与方法同上,比较两鼠表现及死亡时间有无差异。

4. 氰化物中毒性缺氧

(1) 取体重相近小白鼠两只,观察正常表现后,向腹腔注射 0.1% 氰化钾 0.15ml/10g。

(2) 观察指标及方法同上。

(3) 立即向一只腹腔内注入 10% 硫代硫酸钠和 1% 亚硝酸钠(均按 0.4ml/10g 体重计算),另一只注射等量的生理盐水。

(4) 观察两只小鼠上述指标的变化及死亡时间。

5. 上述三种类型缺氧做完后,将分别含有稀释后的血液试管放在一起,比较血液的颜色有什么不同。

【注意事项】

1. 缺氧瓶一定要密闭,可用凡士林涂在瓶塞外。

2. 氰化钾有剧毒,勿沾染皮肤、黏膜,特别是有破损处。实验后将物品洗涤干净。

3. 小白鼠腹腔注射,应稍靠左下腹,勿损伤肝脏,但也应避免将药液注入肠腔或膀胱。

【思考题】

1. 本实验中见到的缺氧各属哪种类型? 其发生机制如何?

2. 各实验中小鼠血液及皮肤颜色如何变化? 为什么?

（玛依努尔·伊明艾山　孙　　湛）

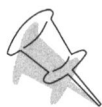

实验五　家兔失血性休克及其挽救

【实验目的】

1. 复制失血性休克的动物模型,观察休克发生发展过程中动物的表现。

2. 观察失血性休克前后的肠系膜微循环变化情况。

3. 了解失血性休克发病机制及其各种挽救治疗的不同效果,从而培养独立分析问题、解决问题的能力。

【实验原理】

导致休克的原因有多种,其始动环节都是血容量降低、急性心泵功能障碍和血管容量扩大。以血压为检测指标,通过人工放血建立家兔失血性休克模型。大量失血使血容量急剧减少,静脉回流不足,心排血量减少和血压下降,压力感受器的负反馈调节冲动减弱,引起交感-肾上腺髓质系统兴奋,外周血管收缩,组织灌流量减少。临床表现是动脉血压、中心静脉压和心排血量明显下降,外周阻力升高。此外还有皮肤苍白,四肢冰冷,尿量减少,心率、呼吸增快等。

抢救休克的原则是去除病因、扩容、纠正酸中毒、合理使用血管活性物质、使用药物保护细胞以及防治器官衰竭。据此,同学们可自行设计抢救方案。

【实验器材与药品】

BL-420 微机生物信号采集处理系统、兔手术台、手术器械、动脉夹、三通管、气管插管、动脉插管、静脉插管、压力换能器、BI2000 医学图像分析系统、肠系膜恒温灌流盒、静脉输液装置、注射器、烧杯、膀胱插管及计滴器装置、体温表、结扎线、纱布、20% 乌拉坦、生理盐水、0.2% 肝素生理盐水、台氏液、中分子右旋糖酐、去甲肾上腺素、654-2、7.5% NaCl 溶液、生理盐水、5% 葡萄糖生理盐水。

【实验对象】

正常家兔。

【观察指标】

血压、中心静脉压、皮肤黏膜颜色、呼吸、尿量、肛温等指标和微循环血流的变化。

【方法与步骤】

1. 取家兔 1 只,称重,从耳缘静脉缓慢注射 20% 乌拉坦 5ml/kg 使动物麻醉。家兔仰卧固定于手术台上。同时启动电脑,从桌面运行 BL-420 生物信号采集处理系统,从菜单"实验项目"栏内选择休克实验,调整各项参数备用。

2. 颈部剪毛,沿甲状软骨下正中切开皮肤 5~6cm,钝性分离皮下组织,分离气管、右侧颈外静脉和左侧颈总动脉,分别在下面穿线备用。依次进行:

(1) 插入气管插管并固定:插管的一侧管连接呼吸流量换能器,记录呼吸。

(2) 插入颈外静脉插管并固定:插管通过"三通管"一侧连接静脉压力换能器以检测中心静脉压,另一侧连接输液器。慢速点滴生理盐水(5~10 滴/分),以保持插管的通畅以及维持尿的生成。

(3) 左侧颈总动脉插管并固定:插管通过"三通管"一侧连接动脉压力换能器,另一侧备用(注意"三通管"的开通状态)。

3. 插入导尿管,排空尿液,连接计滴器,通过颈外静脉缓慢滴入少量生理盐水,使家兔尿量维持在 6~8 滴/分。

4. 全身肝素化　从耳缘静脉注射肝素溶液,剂量为 5ml/kg。

5. 家兔肠系膜微循环观察　在中上腹部沿腹白线做一长 5~6cm 切口。打开腹腔后,从腹腔中轻轻地找出回盲部的一段小肠(此处肠系膜长、脂肪少,便于观察),平展并固定于恒温微循环灌流盒内,以台氏液恒温灌流;用微循环显微镜连接 BI2000 医学图像分析系统,观察家兔小肠系膜微循环变化。首先确认粗、细有别,血流方向相反的微动脉、微静脉和仅能让一个红细胞通过的毛细血管。微动脉的血流速度较快,静脉内血色较暗。然后,固定某一区域,连续观察毛细血管祥数目、血流速度、血流量及血管口径改变。

6. 观察记录正常血压、中心静脉压(先必须停止输液,连通静脉压换能器并稳定后再记录)、皮肤黏膜颜色、呼吸、尿量、肛温等指标和微循环血流的变化。

7. 放血 动脉插管的"三通管"与 50ml 注射器(若动物无全身肝素化,要约盛 5ml 肝素抗凝)相连,打开"三通管",使血液从颈总动脉自然流入注射器内,一直放血到 ABP 下降至 40mmHg,不应低于 30mmHg;如果血压回升,可再放一定量的血,使动脉血压维持在 40mmHg 左右。

8. 维持血压 40mmHg 20~40 分钟后,记录总放血量,观察并记录各项指标的改变(同步骤 6)。

9. 实验性治疗分组 按下列治疗方案进行抢救:

(1) 失血量等量生理盐水+失血全血+去甲肾上腺素 0.75mg/kg。

(2) 失血量等量生理盐水+失血全血+654-2 1mg/kg。

(3) 两倍失血量生理盐水。

(4) 失血全血,可经颈总动脉逆行(向心脏方向)注入。

(5) 自行设计治疗方案,选择以下药品:5%葡萄糖生理盐水(输液的量应根据失血量自行确定);7.5%NaCl 溶液(输入的量一般为失血量的 1/3);654-2;中分子右旋糖酐(输入的量应根据失血量自行确定)。

10. 抢救治疗后,再复查动物一般情况,观察上述各项指标变化并做记录。

11. 实验完毕后,从耳缘静脉注射气体将动物处死。

【注意事项】

1. 麻醉深度要合适,避免疼痛因素所致休克。

2. 本实验手术多,应尽量减少手术性出血。

3. 插管前要把插管先充满肝素生理盐水,排出气泡;静脉插管一经插入,应立刻缓慢滴注生理盐水,以防凝血。输液量不能过多,以免导致肺水肿等合并症。正确旋转"三通管"。

4. 先停止输液,再进行失血性的实验。在整个失血性实验过程,不再输液,观察中心静脉压的变化。

【思考题】

1. 讨论实验动物失血前、后各项指标变化的发生机制。

2. 在失血性休克中,血压的变化和微循环的变化是否一致?为什么?

3. 抗休克药的作用机制是否相同?本实验中哪一种治疗方案效果最佳?为什么?

(买买提祖农·买苏尔 李士勇)

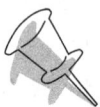

实验六　家兔实验性弥散性血管内凝血(DIC)

【实验目的】

1. 应用静脉注射兔脑粉溶液复制家兔实验性 DIC 模型。
2. 了解实验室诊断 DIC 的常用方法。
3. 了解 DIC 临床表现的病理生理学基础。

【实验原理】

本实验通过静脉注射兔脑粉,启动外源性凝血系统,引起体内发生 DIC 的病理过程,并通过实验室一些指标的检测,了解 DIC 临床表现的发生机制和 DIC 的诊断标准。

【实验对象】

正常家兔,体重 2~3kg,雌(无孕)雄不限。

【实验器材与药品】

家兔手术台,婴儿秤,动物手术器械,动脉夹,动脉插管,三通管,5ml 注射器 1 支,2ml 注射器 1 支,恒温水浴箱,离心机,刻度离心管(10ml),小试管架,试管,刻度吸管(2ml、5ml),血细胞计数板,血红蛋白吸管,毛细滴管,显微镜,秒表,平皿,棉花,纱布;20% 乌拉坦,4% 兔脑粉生理盐水溶液(临用前配),1% 硫酸鱼精蛋白溶液(4℃保存),3.8% 枸橼酸钠溶液,0.025mol/L 的氯化钙(4℃保存),凝血酶悬液,血小板稀释液(4℃保存)。

【观察指标】

1. 凝血酶原时间的测定　取血浆 0.1ml,放入装有 4% 兔脑粉 0.1ml 的小试管内,置于 37℃ 水浴预热。随后加入 0.025mol/L 的氯化钙 0.1ml,开动秒表,轻轻地摇动,直至溶液停止流动或出现不溶颗粒,记录时间为凝血酶原时间。重复 3 次,取平均值。

2. 凝血酶时间的测定　取被检血浆 0.2ml,放入小试管中,置于 37℃ 水浴。加入适当浓度的凝血酶悬液 0.2ml,开动秒表,轻轻地摇动,直至溶液停止流动或出现不溶颗粒,记录时间为凝血酶时间。重复 3 次,取平均值。

3. 3P 实验　取被检血浆 0.2ml,放入小试管中,加入 1% 硫酸鱼精蛋白溶液 0.1ml。轻轻摇匀,室温下放置 30 分钟。随后将试管轻轻摇动,有白色纤维或凝块出现的为阳性。浑浊均匀,无白色纤维的为阴性。

4. 血小板计数　取血小板稀释液 0.38ml,放入小试管中。用血红蛋白吸管吸取血液 20μl,立即加入试管中,充分混匀。用滴管取一小滴滴入计数室内,静置 15 分钟。用高倍镜计数,数 5 个中方格中血小板数目,乘以 1000,即为每立方毫米血小板数。

【方法与步骤】

1. 取家兔 2 只并称重,分成甲兔和乙兔。

2. 甲兔和乙兔均从耳缘静脉注入 20% 乌拉坦 5ml/kg 麻醉,仰卧固定在家兔手术台上。颈部剪毛,沿颈部正中切口分离一侧颈总动脉并插总动脉插管。从颈总动脉的三通管处放血 5ml,迅速加入含 0.45ml 3.8% 枸橼酸钠溶液抗凝的试管中,立即混匀。同时用血红蛋白吸管吸取血液 20μl,用于血小板计数。3000r/min 离心 5 分钟,取上层血浆备用。

3. 甲兔(实验组)从耳缘静脉缓慢注射 4% 兔脑粉生理盐水溶液 2ml/kg,15 分钟内注射完毕,如在注射中动物出现呼吸急促,烦动不安,当即停止注射。重复上述放血步骤,分离血浆备用。

4. 30 分钟后,重复上述放血步骤,分离血浆备用。

5. 乙兔(对照组)从耳缘静脉注射生理盐水 2ml/kg,分别在相应时间点按上述方法取血,分离血浆备用。

【注意事项】

1. 在注射兔脑粉溶液时,要先慢后快,15 分钟内注射完毕,同时密切观察动物呼吸情况,必要时调整注射速度。

2. 分离血浆的试管一定要先进行抗凝处理。

【思考题】

1. 本实验中急性 DIC 的发病机制有哪些?

2. 凝血酶原时间和凝血酶时间的测定有什么意义?

3. 3P 试验的原理是什么?有什么临床意义?

附:4% 兔脑粉生理盐水溶液的配制　取兔脑粉 400mg,用 10 ml 生理盐水充分混匀,置于 37℃ 水浴箱中孵育 30 分钟。孵育中要经常搅拌,2000r/min 离心 5 分钟,取其上清液过滤即可。

(买买提祖农·买苏尔　李士勇)

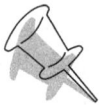

实验七　家兔实验性肠缺血-再灌注损伤

【实验目的】

1. 通过关闭与开放家兔肠系膜上动脉的方法建立缺血-再灌注损伤模型。
2. 测定血清脂质过氧化物的代谢产物丙二醛(MDA)含量和自由基清除系统中的过氧化氢酶(CAT)的活力,加深对所学理论的理解。

【实验原理】

缺血-再灌注损伤可发生多种组织器官,本实验通过夹闭肠系膜上动脉引起肠缺氧的基础上,恢复血液再灌注,复制家兔肠缺血-再灌注损伤的模型。自由基损伤是缺血-再灌注损伤的主要发病机制之一,自由基引起脂质过氧化过程中产生丙二醛,测定血丙二醛含量能间接反映自由基引起脂质过氧化的程度。

【实验对象】

正常家兔。

【实验器材与药品】

兔手术台,手术器械,动脉夹,气管插管,动脉插管,三通管,恒温浴箱,离心机,混匀器,722 分光光度计,比色杯,10ml 刻度离心管,试管,吸管,微量移液器(20μl、100μl),秒表,纱布,棉花;20% 乌拉坦,1% 普鲁卡因溶液,0.2% 肝素生理盐水,甲醇,0.9% 氯化钠溶液,双蒸水,丙二醛测定试剂(甲液、乙液、标准品),过氧化氢酶测定试剂(底物溶液)。

【观察指标】

1. 过氧化氢酶测定

(1) 取 1:100 溶血液 20μl,加入比色杯底部。将已预温至 25℃ 的底物溶液 3ml 加入比色杯中并用滴管快速吹打混匀 1~2 次。

(2) 立即以 240nm 波长测定吸光值,记录 OD_1 值;一分钟后立即再测一次吸光值,记录 OD_2。

(3) 计算 CAT 活力(U/gHb) = $\log(OD_1/OD_2) \times (2.303/60) \times 15\,000 \div 0.15$

[注]2.303 为自然对数换算成常用对数 log 的换算系数;60 为 60 秒;15 000 为血红蛋白(Hb)稀释倍数;0.15 为每毫升血红蛋白克数。单位:每克血红蛋白中 CAT 每秒钟分解底物过氧化氢的相对量为一个 CAT 活力单位。

2. 丙二醛测定

（1）按表 4-7-1 加样并操作。

表 4-7-1　丙二醛测定

	标准管 ml	标准空白管 ml	测定管 ml	测定空白管 ml
标准品	0.1			
测试样品			0.1	0.1
甲醇		0.1		
甲液	4.1	4.1	4.1	
乙液				4.1

（2）混匀器充分混匀,置沸水浴 40 分钟,4000r/min 离心 10 分钟,吸取上清液。

（3）以蒸馏水调零,532nm 波长比色。

（4）计算：

$$样品中 MDA 含量(nM/ml)=\frac{测定管吸光值-测定空白管吸光值}{标准管吸光值-标准空白管吸光值}\times10nM/ml$$

【方法与步骤】

1. 取家兔,称重,从耳缘静脉缓慢注射 20% 乌拉坦 5ml/kg 使动物麻醉。仰卧固定,颈部剪毛。

2. 行气管插管和动脉插管术。

3. 自剑突下 1.5cm 起向下沿腹白线做长约 5cm 切口,打开腹腔,用温盐水纱布将内脏轻轻推向左前方,暴露出脊柱及腹膜后组织,在脊柱稍右可见黄色右肾上腺,在肾上腺右上方可见肠系膜上动脉,用血管钳剥离周围组织,并穿线备用。从耳缘静脉注入 0.2% 肝素生理盐水 5ml/kg。

4. 自颈总动脉取血 2ml。

5. 轻轻提取肠系膜上动脉,用动脉夹夹闭,关闭腹腔,记录时间。

6. 分别于夹闭肠系膜上动脉 30 分钟和 60 分钟时各取血 2ml。

7. 夹闭 60 分钟后松夹恢复血流,再于松夹 30 分钟和 60 分钟时各取血 2ml。

8. 实验完毕后,将动物处死。

9. 各血液样品分别 0.1ml 加双蒸水至 10ml,混匀成 1∶100 血溶液,其余血液样品以 3000r/min 离心 10 分钟,取血浆。

【注意事项】

1. 动物实验时动作要轻柔,采血时不要将动脉夹移开。

2. 每次加样前比色杯要用双蒸水冲洗 2~3 次,透光面要用擦镜纸擦干净。

3. 比色与计时要同步进行,最好为两人合作。

4. 1 :100 溶血液放置室温下不可超过 2 小时。

5. 标准管、标准空白管及测定空白管每批只需做 1~2 只。

6. MDA 测定时,如比色时液体混浊,可置 37℃片刻,待变清后再行比色。溶血样品不宜做此实验。

【思考题】

1. 如何评价自由基在缺血再灌注损伤中的作用?

2. 丙二醛和过氧化氢酶测定的原理和意义是什么?

3. 肠缺血-再灌注时会发生血压下降致休克,其可能的发生机制是什么?

(买买提祖农·买苏尔 李士勇)

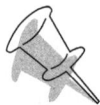

实验八 急性右心衰竭及治疗

【实验目的】

1. 复制急性右心衰竭的动物模型。

2. 观察增加前、后负荷对心脏功能的影响。

3. 观察急性心力衰竭时血流动力学的变化。

4. 自行设计治疗方案,从而培养独立分析问题、解决问题的能力。

【实验原理】

心力衰竭是指在致病因素的作用下,心脏的收缩和/或舒张功能发生障碍,使心排血量绝对或相对地下降,以至不能满足机体代谢需要的病理生理过程或综合征。心力衰竭按照病情严重程度分为:轻度、中度、重度;按起病及病程发展速度分为:急性和慢性;按心排血量的高低分为:低输出量性和高输出量性;按发病部位分为:左心衰竭、右心衰竭和全心衰竭。左心衰竭时左心室泵血功能下降,从而使肺循环流到左心的血液不能充分射入主动脉,因而出现肺淤血及肺水肿;右心衰竭常见于大块肺栓塞、肺动脉高压、慢性阻塞性肺疾病等,衰竭的右心室不能将体循环回流的血液充分排至肺循环,导致体循环淤血,静脉压上升而产生下肢甚至全身性水肿。

心脏负荷分为压力负荷和容量负荷;压力负荷又称后负荷,指心室射血所要克服的阻力,即心脏收缩所承受的阻力负荷;容量负荷又称前负荷,指心脏收缩前所承受的负荷,相当于心腔舒张末期容量。肺动脉高压、肺动脉狭窄等可引起右室压力负荷过度;三尖瓣或肺动脉关闭不全时引起右心室容量负荷过度。

【实验动物】

家兔,雌雄不拘,体重 2.0~3.0kg。

【实验器材与药品】

1. 一般器械   家兔手术台,哺乳动物手术器械一套,注射器,丝线,纱布,听诊器,输液装置等。

2. 仪器设备   BL-420 生物信号采集计算机系统,压力换能器,动、静脉插管,三通管,恒温水浴锅等。

3. 药品   20%乌拉坦,0.2%肝素生理盐水,生理盐水,蒸馏水,液状石蜡,呋塞米(速尿),654-2,洋地黄。

【观察指标】

呼吸、心率、心音、血压、中心静脉压、尿量、肝颈静脉反流、尸检情况。

【方法与步骤】

1. 称重   需掌握捉拿家兔的正确方法,即一只手的拇指与其他四指抓住家兔项背部皮肤,再以另一只手托住其臀部,将其重心承托在掌上;切忌以手抓提兔耳或捉拿腰背部(可伤耳,造成皮下出血)。

2. 麻醉   耳缘静脉缓慢注入 20%乌拉坦(5ml/kg)行全身麻醉。

3. 固定   背位交叉固定法将家兔固定于兔手术台上。

4. 剪毛   手术部位是颈部,把这个部位的毛剪干净。剪毛的时候,用左手把皮肤绷紧,右手用粗剪刀贴近皮肤剪毛。

5. 分离血管   ① 左颈总动脉用于监测血压。颈部做长 4~6cm 的皮肤切口,逐层钝性分离皮下组织,暴露出气管,分离气管,翻开肌肉层,就可以看到颈总动脉,它被包在血管神经鞘里,颈总动脉的特点是搏动明显、粉红色、壁韧,很容易分辨。把颈总动脉小心分离出来,尽量游离得长一些,下面穿两根线备用。② 右侧颈外静脉用于测量中心静脉压和输液。颈外静脉位于颈部两侧皮下,很容易分辨。它的特点是壁薄、粗大、色暗,没有明显的搏动,钝性分离,尽量游离得长一些,下面穿两根线备用。

6. 增加右心后负荷   用 1ml 的注射器抽取水浴加热至 38℃的液状石蜡 1ml,以 0.1ml/min 的速度缓慢注入耳缘静脉,同时仔细观察动脉血压和中心静脉压。当动脉血压明显下降或中心静脉压明显升高时,立即停止注射并观察 5 分钟。如果血压或中心静脉压又恢复至正常水平,可以在缓慢注入少许石蜡,直至血压轻度下降(10～20mmHg)或中心静脉压明显升高为止(液状石蜡用量一般不超过0.5ml/kg),记录各项指标。注入石蜡时一定要缓慢,否则动物极易死亡。

7. 增加右心前负荷 注射液状石蜡后观察5分钟,然后以5ml/(min·kg)快速输入生理盐水。输水过程中观察各项指标的变化,直至动物死亡。

8. 动物死亡后,剖开胸、腹腔,观察动物有无胸水、腹水,肝脏体积及外观情况,肠壁有无水肿,肠系膜血管充盈情况。

9. 治疗组可在实验的不同阶段,选择强心、利尿和扩血管的药物进行治疗,并比较疗效。

【注意事项】

1. 注射液状石蜡时一定要缓慢。
2. 尸检时先不要损伤胸、腹腔血管。

【思考题】

1. 耳缘静脉注入液状石蜡及快速输液为何引起急性右心衰竭?
2. 右心衰竭的临床表现是什么?
3. 急性右心衰竭可导致哪些血流动力学变化?
4. 所选择治疗方案的病理生理学基础是什么?

(马 琪 王俊芳)

实验九 肝性脑病模型复制及挽救治疗

【实验目的】

1. 观察肝脏对氨的解毒作用。
2. 氨在肝性脑病发病机制中的作用。
3. 用谷氨酸钠和酸性溶液治疗并探讨其疗效的病理生理学基础。

【实验原理】

肝性脑病是继发于严重肝脏疾患的神经精神综合征,其发病机制目前一般认为主要是由于氨中毒引起。该学说认为,由于肝细胞严重受损或门-腔侧支循环形成,使血氨的清除障碍或生成增多,因而使血氨升高导致肝性脑病。临床主要表现为中枢神经系统功能障碍引起的神经精神症状,甚至昏迷。

【实验动物】

家兔,雌雄不拘,体重 2.0~3.0kg。

【实验器材与药品】

1. 一般器械 兔腹部手术器械一套,兔手术台,5ml、20ml、50ml 注射器,7 号针头,粗棉线绳等。

2. 药品 1%普鲁卡因,复方氯化铵溶液,复方氯化钠溶液,复方谷氨酸钠溶液,1%醋酸溶液。

(1)复方氯化铵混合液:氯化铵 25g;碳酸氢钠 15g;葡萄糖 50g 加水至 1000ml。

(2)复方氯化钠混合液:氯化钠 25g;碳酸氢钠 15g;葡萄糖 50g 加水至 1000ml。

(3)复方谷氨酸钠混合液:谷氨酸钠 25g;碳酸氢钠 15g;葡萄糖 50g 加水至 1000ml。

【观察指标】

呼吸变化,震颤,抽搐,肌张力,对疼痛刺激反应,角膜反射,角弓反张,昏迷等症状。

【方法与步骤】

实验分为 4 组进行。

1. 第一组家兔用于肝脏大部分切除后,肠腔内注射复方氯化铵溶液。

(1)取家兔一只,称重后仰卧固定于兔手术台上,剪去腹部正中的被毛,在剑突下沿腹正中线注射 1%普鲁卡因后,做 5~7cm 的切口,暴露肝脏,用左手向下轻压肝脏以暴露并剪断肝膈韧带,再将肝脏向上翻,暴露并用手剥离肝胃韧带。用粗棉线绳结扎肝左外叶、左中叶、右中叶(带胆囊叶)和方形叶的根部,使之血流阻断,剪去 4 叶肝脏(仅留下右外叶和尾状叶),完成肝大部分切除手术。

(2)沿胃幽门找出十二指肠,其下穿一粗棉线绳,以皮钳对合夹住腹壁切口,关闭腹腔。

(3)观察家兔一般情况、角膜反射及对疼痛刺激反应等。

(4)每隔 5 分钟松开皮钳,将穿有十二指肠的棉线绳提出,向十二指肠肠腔内注射复方氯化铵溶液 5ml,仔细观察动物情况,有无反应性增强,有无痉挛发作,直至动物出现角弓反张、角膜反射消失及昏迷为止,记录所用的复方氯化铵溶液总量,并计算每千克体重的用量。

2. 第二组家兔,手术方法同上,游离肝脏,但不结扎肝脏,做肝脏假手术后,用同样方法向十二指肠肠腔内注射复方氯化铵溶液,直至与一组兔剂量相同,观察动物的一般状况。

3. 第三组家兔做肝大部结扎后(手术方法同前),相同方法向十二指肠肠腔内注射复方氯化钠溶液,剂量同第一组兔。

4. 第四组家兔做肝大部结扎后(手术方法同前),相同方法向十二指肠肠腔内注射复方氯化铵溶液,与第一组兔剂量相同。并由耳缘静脉缓慢注射复方谷氨酸钠溶液(3ml/kg),再向十二指肠注入 1% 醋酸溶液(5ml/kg),观察并记录治疗后症状有无缓解。

【注意事项】

1. 兔肝脏质地脆弱,易破裂出血,故手术时应注意动作轻柔。

2. 剪镰状韧带时,谨防刺破横膈。结扎肝脏时结扎线应扎于肝叶根部,避免拦腰勒破肝脏。

3. 向十二指肠肠腔注射复方氯化铵溶液时,注意不要刺破肠腔将液体漏入腹腔。

4. 动物不要做全麻,以免影响观察。但未做全麻有时会挣扎,要与氨中毒所引起的强直性痉挛相鉴别。

【思考题】

1. 血氨增高导致肝性脑病的机制是什么?

2. 为什么要向十二指肠肠腔注射氯化铵混合液?

3. 混合液中碳酸氢钠和葡萄糖的作用是什么?

4. 抢救治疗的病理生理学基础是什么?

(王红梅　冉新建)

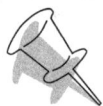

实验十　急性肾缺血性功能衰竭

【实验目的】

1. 了解肾脏在急性缺血时泌尿功能改变的特征。

2. 了解功能性肾功能衰竭与器质性肾功能衰竭的区别。

【实验原理】

肾脏是一个多功能器官,其主要功能之一是泌尿功能。肾脏通过调节肾血流量、肾小球滤过率、肾小管排泄与重吸收以及排泄体内代谢物质以维持机体内环境的稳定。动脉血压与血容量的变化以及肾自身调节与一些神经体液因素的变化,可影响肾脏尿液生成。当肾血流量、肾小球滤过率或肾小管重吸收功能障碍时,肾脏的泌尿功能将受到影响,从而导致肾功能不全。

【实验动物】

雄性家兔(2.5~3kg)。

【实验器材与药品】

1. 一般器械　家兔手术台、哺乳动物手术器械、注射器(1ml、2ml、5ml、10ml)、多色丝线、纱布、听诊器、输液装置等。
2. 仪器设备　BL-420 生物信号采集系统、压力换能器、动脉插管、静脉插管、三通管。
3. 药品　生理盐水,20% 乌拉坦,0.2% 肝素生理盐水溶液。

【观察指标】

血压;尿量;血肌酐、血尿素氮及尿肌酐含量测定。

【方法与步骤】

1. 动物的麻醉与手术
(1)家兔称重。
(2)自耳缘静脉注入 20% 乌拉坦(5ml/kg)进行麻醉。仰卧位固定于兔台上,
(3)剪去颈部和腹股沟部的被毛。
(4)在颈部正中切口,分离皮下组织,暴露气管并进行气管插管,分离左侧颈总动脉、颈外静脉并分别穿线备用。
(5)分别进行颈外静脉插管(输液用)和颈动脉插管(测血压)。
(6)将导尿管(头部沾有液状石蜡,管内充满水)插入尿道中。
(7)手术完成后,让动物安静 5 分钟,调整各记录装置,描记动脉血压和尿量作为正常对照,分别采血、尿标本测定正常血肌酐、血尿素氮及尿肌酐含量。然后进行下列实验项目。
2. 急性肾缺血性功能衰竭

（1）打开腹腔,轻轻将腹腔内容物推向右侧,暴露左肾和左肾蒂等组织,分离左肾动脉约 1cm,按同样方法分离右肾动脉后,在左右肾动脉上同时安置一动脉夹,阻断肾脏的血液供应 60 分钟。

（2）腹腔内放置林格液 10ml/kg,关闭腹腔。

（3）上述手术结束后,立即由耳缘静脉注射肝素 400U/kg 体重。

（4）30 分钟后,取血样及尿样标本测量血、尿肌酐及血尿素氮含量。将左右肾动脉夹取出,观察,确认肾血流恢复后,关闭腹部伤口。

（5）继续观察 60 分钟,每 30 分钟取血、尿样本进行检测,并做好其他各观察指标的记录。

（6）当取得最后一次指标后,可对实验动物进行颈静脉注射空气处死,结束实验。

【注意事项】

1. 选择体重在 2.0kg 左右的家兔,实验前给兔多喂菜叶,或者用橡皮导尿管向兔胃内灌入 40~50ml 清水,以增加基础尿量。

2. 插导尿管时一定要小心,反复多次插会造成尿道充血水肿而影响指标测定。

【思考题】

1. 夹闭双侧肾动脉引起肾衰的机制是什么?

2. 为什么要检测血肌酐和尿肌酐?

（王红梅　马　琪）